# 嗓音解剖

## 供歌手、声乐教练和言语治疗师
## 使用的解剖图册

〔美〕西奥多·戴蒙（Theodore Dimon）　　　著

〔美〕G. 大卫·布朗（G. David Brown）　　　绘

钱倩　陈臻　**主译**

**译者**（按姓氏笔画排序）

王曼娜　韦玉婷　朱双双　陈　臻

尚昀林　洪倩怡　钱　倩　崔维维

北京科学技术出版社

著作权合同登记号　图字：01-2020-6209

**图书在版编目（CIP）数据**

嗓音解剖：供歌手、声乐教练和言语治疗师使用的解剖图册 /（美）西奥多·戴蒙 (Theodore Dimon) 著；（美）G. 大卫·布朗 (G. David Brown) 绘；钱倩，陈臻 主译 . -- 北京：北京科学技术出版社，2021.1（2024.6 重印）

书名原文：Anatomy of the Voice: An Illustrated Guide for Singers, Vocal Coaches, and Speech Therapists

ISBN 978-7-5714-1155-8

Ⅰ . ①嗓… Ⅱ . ①西… ② G … ③钱… ④陈… Ⅲ . ① 嗓音医学—图集 Ⅳ . ① R767.92-64

中国版本图书馆 CIP 数据核字（2020）第 185351 号

责任编辑：于庆兰
责任校对：贾　荣
图文设计：创世禧
责任印制：吕　越
出 版 人：曾庆宇
出版发行：北京科学技术出版社
社　　址：北京西直门南大街 16 号
邮政编码：100035
电话传真：0086-10-66135495（总编室）
　　　　　0086-10-66113227（发行部）

网　　址：www.bkydw.cn
经　　销：新华书店
印　　刷：北京宝隆世纪印刷有限公司
开　　本：787mm×1092mm　1/16
字　　数：98 千字
印　　张：7
版　　次：2021 年 1 月第 1 版
印　　次：2024 年 6 月第 5 次印刷
ISBN 978-7-5714-1155-8

定　　价：68.00 元

# 主译简介

钱倩，美国杜肯大学言语语言病理学硕士，现任同济大学附属养志康复医院言语语言治疗科主管康复治疗师，从事失语症、嗓音障碍、吞咽障碍的医教研工作。为同济大学物理治疗专业《言语与吞咽障碍治疗学概述》课程负责人，主持上海市科委课题一项，获得上海市优秀康复治疗师荣誉称号。担任中国康复医学会言语康复专业委员会第一届运动性言语障碍学组常务委员，上海市康复医学会言语治疗专业委员会常务委员。

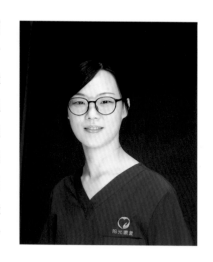

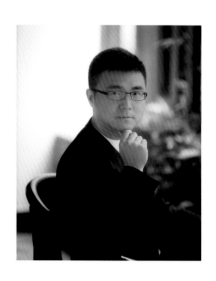

陈臻，华东师范大学康复科学系副教授，硕士研究生导师，美国执业言语语言病理师（CCC-SLP），兼任上海交通大学医学院附属同仁医院儿科专家，从事嗓音障碍、语音障碍、口吃的医教研工作。为复旦大学附属眼耳鼻喉科医院嗓音言语治疗室创建者，哈佛大学医学院 Schaffer 奖金获得者。担任中国康复医学会康复治疗专委会嗓音康复学组副组长，上海市康复医学会言语治疗专委会常委。

# 前　言

本书旨在为歌手、声乐教练、言语治疗师和与嗓音相关的专业师生提供关于嗓音解剖及功能机制的详细信息。尽管目前有许多关于歌唱和言语机制的书籍，但实际上很少有书籍以清晰明了的方式呈现发声的基本解剖结构。本书出版的目的便是填补这项空白。熟悉笔者的第一本关于声音的书《你的身体，你的嗓音》（*Your Body, Your Voice*）的读者应该知道，笔者针对嗓音的产生这一主题提出了一种新的思路。这本新书，填补了前一本书在发声解剖学基础知识方面的缺失。

在编写伊始，笔者首先要确定的是应当在这本书中讲述哪些内容。笔者在本书中将参与嗓音形成的人体结构划分为了 5 个系统分别讲述。

呼吸系统是发声这一过程最基础、最重要的部分。尽管嗓音是由喉部产生的，但是如果没有来自肺部的空气，发声将无法进行。来自肺部的气流为声带的振动提供了能量，进而产生了嗓音。在第一章中，我们将探讨与呼吸相关的解剖知识。

第二章介绍了第二个系统——喉。喉是与嗓音最直接相关的身体结构，其在嗓音产生中的作用及其高度特异化的功能非常重要，这使得其在发声的基本解剖结构中占有重要的地位。喉是容纳声带的部位，声带振动从而产生嗓音，所以当我们想说话或歌唱时，两侧声带会并拢，当我们正常呼吸时两侧声带则会分开。尽管喉的复杂结构使得我们无法轻易理解其功能，但是当我们将其分解成各个组成部件，并依次观察它们时，一切就显而易见了。

喉悬吊在由肌肉组成的网络（有时称为喉外肌）中，吞咽时喉外肌使喉发生移动，从而使喉在吞咽过程中发挥其功能。喉外肌即本书所研究的第 3 个系统。尽管人们已经很好地理解了喉外肌在吞咽中的作用，但是却在很大程度上误解和低估了其在发声中的作用。我们将在第三章中介绍喉外肌及其在发声中的作用。

第四个基本系统是声道。声道主要由咽部构成，但也包括了口腔和喉。声道将来自喉的声音分解成语音，并增强声带振动所产生的声音。由于声道的形状并不固定，故可以通过调整诸如口、舌和上腭等不同结构的方式来改变其形状——这便是嗓音训练的关键部分。本书第四章将详细介绍声道的组成结构。

在嗓音训练时对面部肌肉进行训练同样很重要，故笔者在第五章中介绍了与发声有关的面部肌肉。因下颌与面部在解剖学方面密不可分，故本章也提及了有关于下颌部的内容。

在本书最后一章中，我们将特别关注喉的功能和演变，并广泛地讨论与嗓音相关的内容。由于喉的结构和功能十分复杂，如果我们不了解人类的喉是如何进化的，就几乎不可能理解喉的结构及其在嗓音产生中的作用。了解喉是如何进化的，同样有助于我们去理解喉的特征。

# 插图列表

# 目　录

# 第一章
# 呼吸系统解剖

　　呼吸是我们最重要的生命活动之一。日日夜夜，周而复始，我们不断地吸入空气，以便为全身的细胞提供氧气，然后经由肺部排出二氧化碳，以清除体内细胞活动产生的部分代谢产物。除此之外，呼吸也是声带振动、嗓音产生的动力之源。在产生嗓音或者简称为发声时，我们需要改变平常的呼吸模式来进行持续言语（即说话）和歌唱。

　　"呼吸"指的是空气流入和流出身体的过程，这一过程是通过改变胸腔的大小来实现的。这种简单的通过调整胸腔容积，使得空气经口或鼻流入和流出进行交换的过程就是我们所说的呼吸。

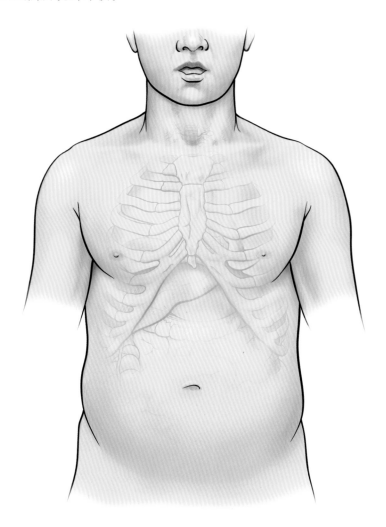

我们通常使用两种方式来增大或减小胸腔的容积。首先，参与形成胸廓的肋骨能够通过附着于脊柱的关节产生运动，这使得它们能够像提桶手柄那样上升——这个动作会增加胸腔的容积（图 1-1）。位于最顶部的肋骨在躯干前方与胸骨相连，而其余的肋骨则在下方形成了一个拱形结构，位于最下方的浮肋则不与前方的结构相连。因此，并非所有的肋骨都以相同的方式或以相同的幅度运动。尽管如此，吸气时大多数肋骨都在某种程度上发生了提升和外翻，使得胸腔内部的空间变得更大。相反，当它们回到原先较低的位置时，胸腔内部的空间则会减小。

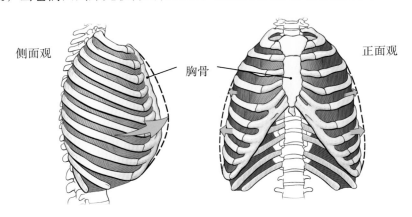

侧面观　　　　　胸骨　　　　　正面观

图 1-1　胸廓的运动

其次，被称为膈肌的圆顶状肌肉则将胸腔的下部与下方的腹腔及其内容物分隔开来。膈肌可以通过收缩来变得平展，进而增大了胸腔的下部空间（图 1-2）。当肋骨提升和外翻时，膈肌会收缩并下降，进而使得胸腔增大，胸腔气压下降，空气得以涌入并充满肺部。而当肋骨恢复到正常位置时，膈肌则会放松并上升，进而将空气推出，帮助我们完成呼气动作。

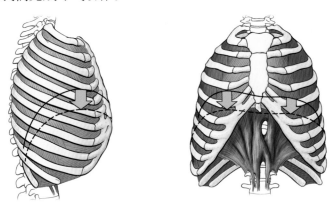

图 1-2　膈肌的运动

## 脊柱与胸廓

　　脊柱和肋骨构成的基本骨骼框架包绕着呼吸系统。脊柱由 24 节椎骨组成，其中 5 节为腰椎，12 节为胸椎，7 节为颈椎。每节胸椎的侧方都连有一根肋骨，它们共同形成了胸廓（图 1-3）。

　　身体的每一侧都有 12 根肋骨，分别与脊柱的 12 块胸椎相连。上方的 7 根附着在胸骨之上，被称为真肋。其余 5 根则被称为假肋，因其不直接附着在胸骨上，而是彼此结合形成被称为肋弓的弓形结构——该结构很容易在胸骨下被触到。最后 2 根肋骨则因为没有与前方的结构相连而被称为浮肋。附着在胸骨和肋弓上的肋骨并不全是骨性的。在肋骨的末端，骨性结构随着走行逐渐软骨化，因此肋骨与胸骨和肋弓的连接部都是软骨结构，这种软骨结构柔韧性高，比较灵活，肋弓也是由软骨构成的。

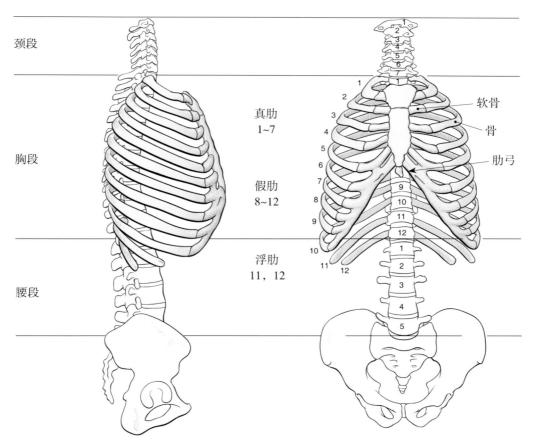

图 1-3　脊柱与胸廓

胸腔中的内容物包括肺和心脏。心脏位于胸骨下部的后方稍偏左的位置，而肺则在心脏的两侧。膈肌构成了胸腔的下界（图1-4）。心脏和肺位于膈肌上方，而其他主要内脏则都位于膈肌下方——这使得膈肌成了躯干上部区域和下部区域的分界线。膈肌的英文 diaphragm 实际上是希腊人赋予这块肌肉的描述性的名称，其实际的含义是"隔断墙"。

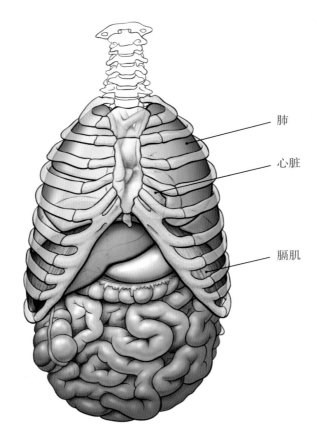

肺

心脏

膈肌

图 1-4　膈肌——胸腔和腹腔内容物之间的分界线

## 肋骨关节

所有的肋骨与脊椎都在连接处形成了肋椎关节（图1-5），因此每一根肋骨都能够相对于脊椎进行运动。每根肋骨都会在几个不同的位置与脊柱相连。首先，肋头会与其中一块椎骨主体的下部、下方椎骨的上部及这两块椎骨之间的椎间盘形成铰链。其次，肋颈还会与下方椎骨的横突形成连结。

肋骨在每个关节处均被数条韧带牢固地束缚，这使得肋骨在关节处仅能进行有限的旋转，但其在整个肋骨长度范围内可以产生很大的运动。有些肋骨关节结构相对简单，但要记住的是，肋骨实际上是通过与脊柱类似绳索结构的连结来保障呼吸动作的。

在胸廓的前部，肋骨的骨性部分逐渐移行为软骨，使得肋骨在其前部存在一定程度的柔韧性。骨性部分移行为软骨的位置会形成滑动关节，该滑动关节允许肋骨相对于胸骨进行一定程度的移动。因此，肋骨在进行上提和下降运动时，胸骨和肋骨的前部都有一定程度的运动。

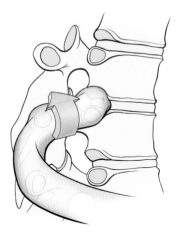

图 1-5　T5 的肋椎关节

在不同肋骨之间，它们的特征并不完全相同（图 1-6）。最上端的肋骨短而扁平，弧度也更圆润。我们经常误认为上方肋骨和中间肋骨几乎一样大，然而参与构成胸廓入口的最上端肋骨非常短——长度仅是肩带宽度的 1/3。气管、食管和其他结构正是通过这个入口从颈部向下进入胸腔。与第 1 肋相比，第 2 肋相对较大，但形状相似。自此往下，肋骨的长度逐渐增加，直到第 7 肋，而后肋骨又开始变短。这些肋骨斜向下排布，与同样斜行分布、围绕躯体的躯干肌相连。最后的 2 根浮肋则比上方的其他肋骨短得多，它们能非常灵活地活动——这是因为它们前部没有附着在任何骨性结构上，而它们的功能主要是为膈肌提供附着点。

而在背面，肋骨并不直接延伸到侧面构成胸廓。事实上，它们首先向后弯曲形成一定弧度，然后水平走行直到几乎达到与椎骨棘突相平。这意味着在棘突和两侧肋骨的后部之间存在间隙，而该间隙被纵向排布的伸肌填满，这使得背部得以变得平坦。

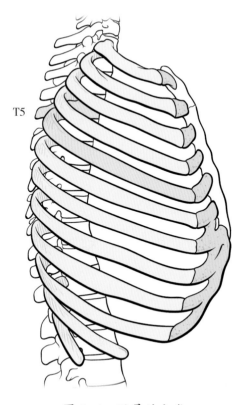

T5

图 1-6　肋骨的分类

## 肋骨的运动

肋骨的运动对于呼吸至关重要。因为肋骨前侧斜向下走行，故其实是悬挂在与脊椎的连结点下方的。吸气时，肋骨在与脊椎相连的部位发生旋转，就像水桶提手被略微抬起一样（图1-7）。这种旋转使肋骨在躯干侧向上抬升，进而增大了胸廓的横向宽度。当肋骨向上移动时，其前部也发生了向前的移动，进而增加了胸廓的纵向宽度（图1-8）。这些运动一同增加了胸腔内的空间，使得空气流入肺部。当然，并不是所有的肋骨都以相同的方式运动：

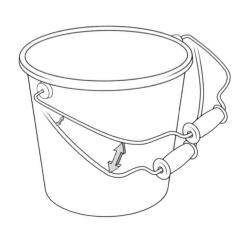

图1-7 肋骨像桶柄一样活动

第1肋的运动幅度很小，而越往下，肋骨的活动性则越大。没有与胸骨相连结的最后2根浮肋的活动性最大。

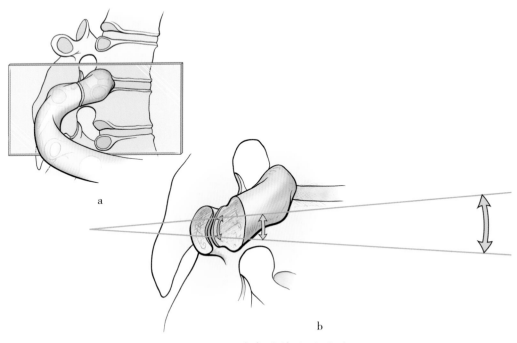

图1-8 肋骨在关节处的活动
a.肋骨关节矢状面；b.肋骨的活动度

## 肋间肌

有两层肋间肌直接负责控制呼吸过程中肋骨的运动（图 1-9）。人体共有 11 块肋间外肌，分别排布于 12 根肋骨之间。它们起自每根肋骨的下缘，并斜向前下方与下方肋骨的上缘相连接。在该层肌肉之下则是 11 块肋间内肌。肋间内肌起自每根肋骨的内侧面，并沿着与肋间外肌相反的方向——即斜向后下，附着于下方的肋骨。

肋间外肌的功能主要是上提肋骨、增加胸腔的宽度并引发吸气过程，可以从肌肉的走行方向看到肌肉收缩所带来的影响。当上部肋骨被上方的斜角肌固定或维持在原位时（图 1-22），收缩的肋间外肌纤维会从上方拉动下方的肋骨，从而上提其下方的肋骨来增加胸腔的整体容积。

肋间内肌则沿着与之相反的方向发挥作用。肋间内肌收缩时，肋骨会被拉向下方，从而主动地促进呼气。

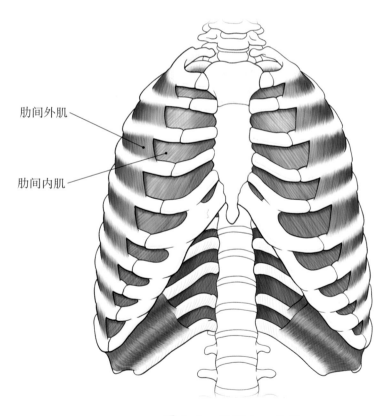

图 1-9　肋间内、外肌

肋提肌起自椎骨横突，斜向下延伸，然后附着在下方的肋骨上（图1-10）。顾名思义，肋提肌可以帮助肋间外肌上提肋骨。当腰方肌和肋提肌正常工作时，下背部会变得饱满，弹性浮肋则可自由地活动。背部肌肉的这种协调活动使肋骨趋向于具有更高的活动性，从而使其可以更自由地扩展和活动。

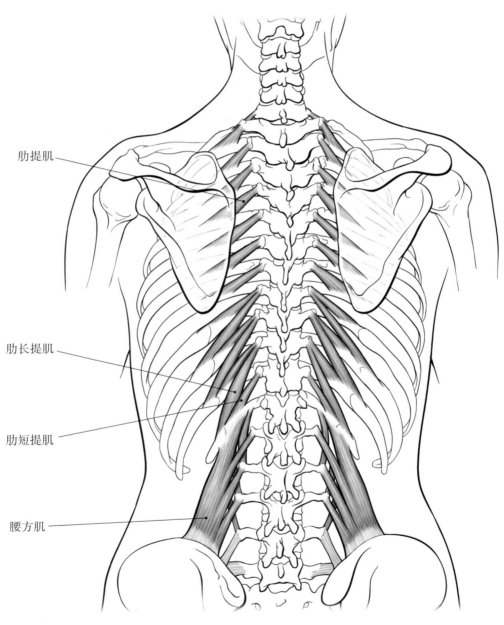

肋提肌

肋长提肌

肋短提肌

腰方肌

图 1-10　肋提肌与腰方肌

胸横肌位于胸骨下部的内面（图1-11），其纤维像张开的手指一样向上和向外延伸，并插入第2、第3、第4、第5和第6肋的肋软骨中。该肌肉的收缩有助于完成用力呼气——有的时候会让人感觉到胸腔内侧像是被握住了一般。此外，它也与许多发声和呼吸时习惯于抬高并固定胸部的人所感受到的胸部僵硬有关。

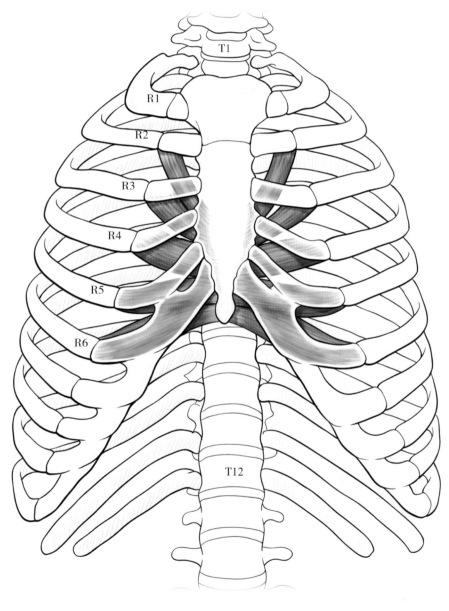

图1-11　胸横肌

## 膈肌

　　膈肌是主要的呼吸肌（图 1-12），是一块大的、穹隆状的将胸腔和腹腔分开的肌肉（如我们先前所说，膈肌英文 diaphragm 一词意为"隔断墙"）。它的肌肉纤维起自脊柱前部和下胸部所围成的整个圆形边界，然后向上汇聚成中心腱，并在该中心腱的两侧形成两个穹隆。其最大和最低的起点是被称为膈脚的 2 根肌腱，它们起自腰椎的两侧，因此该肌肉看起来是从下部脊柱向上呈扇形排布。

　　膈肌的其他部分连接着胸骨下部的肌腱，而这些肌腱则起自由最低的 6~7 根肋骨所形成的肋弓，以及连接第 1 或第 2 腰椎与最下方的 2 根浮肋的韧带。从这些点开始，膈肌的纤维成弓形并逐渐向上延伸，最终在顶部形成中心腱膜。心脏位于膈肌的正上方，两肺之间。心包（包围心脏的膜）的纤维与中心腱的纤维混合在一起，使得两者相连。同时，中心腱延伸到侧面，形成每个穹隆的顶部，因此膈肌顶部的中心腱事实上具有三个部分，或者说小叶。

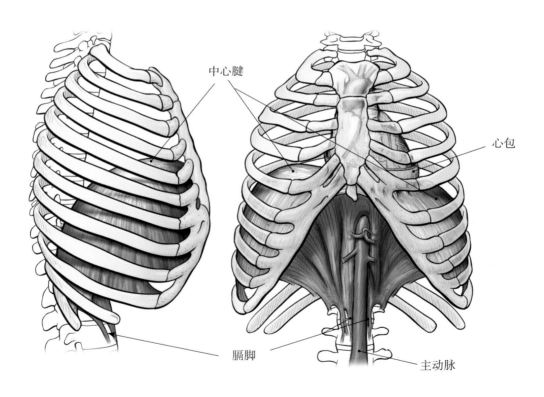

图 1-12　膈肌

鉴于膈肌形成了腹部区域的上界，且实际上位于腹部内脏上方——腹部右侧是肝，左侧是胃和脾（图 1-13）。膈肌的形状实际上是一个双穹隆结构。为了容纳肝，膈肌右穹隆高于左穹隆，因此膈肌看起来像是略微侧倾的蘑菇。主动脉、食管和腔静脉（血液返回心脏的大血管）穿过膈肌，从胸腔进入腹腔。膈肌穹隆最高点的正常静止高度大约与第 5 肋处于同一水平。在深吸气期间，穹顶会下降 2.5~5cm，大致达到胸骨下端水平（见图 1-2）。

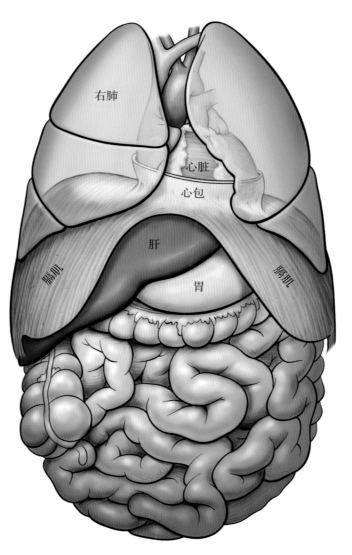

图 1-13　膈肌
心脏位于其上方，而腹腔脏器则位于其下方，在吸气过程中会被向下推动

## 膈肌的运动

　　膈肌是一块非常活跃且努力工作的肌肉。在正常呼吸期间，每隔几秒钟，它就会有节奏地收缩，以确保空气持续地进入肺部。如我们所见，由于膈肌的整个顶部都是由肌腱组织构成的，这使得其没有主动活动的能力。膈肌的可收缩部分则是由肌纤维形成，这些肌纤维从中心腱的周围发出，连接到下胸部的圆形边界上。当膈肌收缩时，这些肌纤维趋于使中心腱扁平化并将其向下拉——这会增加下胸部的空间，以使空气流入肺部（图1-14，图1-15）。同时，肋骨上提，有助于扩大胸腔内的空间以使空气流入肺部（图1-16）。请注意，膈肌的主动运动是向下的，而不是许多人误以为的向上（可能是因为肋骨在吸气活动时发生了上升）。虽然膈肌无助于呼气或直接"支持"呼吸，但是由于其肌纤维可发生弹性回弹，因此它会返回到原先的较高的位置。

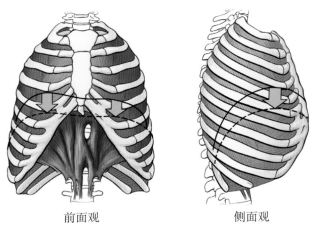

前面观　　　　　　　　　侧面观

图1-14　膈肌在呼吸过程中的运动

　　在安静或浅呼吸时，膈肌会下降约1.5cm；而在深呼吸或用力吸气时，最多可下降6cm或7cm。由于其大部分运动发生在中心腱两侧的穹隆处，因此在正常呼吸过程中，中心腱本身移动较小。

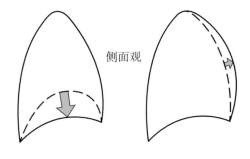

侧面观

图1-15　膈肌下降　图1-16　膈肌下降，肋骨上提

## 膈肌和腹腔

由于膈肌位于腹腔的顶部，因此其活动受腹腔和腹腔内容物的影响。腹腔类似一个柔软的、充满液体的容器。当膈肌收缩时，其发生下降，迫使腹腔内容物向外移动，特别是在腹部松弛的情况下。但是，如果腹肌收缩，使得内脏不能向外移动，限制了膈肌的向下移动。此时，以中心腱为固定点，收缩膈肌的肌纤维将下部肋骨向上拉起，从而上提它们并扩大下胸腔（图1-17）。因此，腹肌可以协助膈肌的活动。但是，过度控制呼吸的歌唱家，或过度用力维持呼吸的人往往最终会使膈肌过度工作，从而使其处于长期的收缩状态。随着时间延长，会导致肋骨向外扩张和胸廓下部变形。

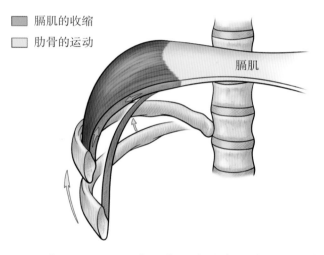

■ 膈肌的收缩
□ 肋骨的运动

膈肌

图1-17　膈肌对肋骨运动的作用（辅助肋骨上提）

在正常呼吸中，吸气运动是主动的，呼气运动则是被动的。当我们吸气时，由于肌肉收缩、肋骨上提，膈肌将会主动下降。而当我们呼气时，胸壁、膈肌以及扩张的肺组织会发生弹性回缩，并被动地将空气排出肺。进一步地，当我们用力从肺中排出空气时，肋间内肌和腹肌的收缩会主动压缩肋骨间隙，迫使空气排出肺。

在发声期间，吸气肌和呼气肌都处于激活状态。当我们将空气吸入肺并准备开始呼气时，空气从肺涌出的趋势是非常大的，以至于为了抵消这种趋势并产生适于发声的受控制的气流，吸气肌需要继续维持收缩状态，从而积极地平衡肺组织的弹性回缩力。为了做到这一点，肋间外肌和膈肌必须保持一定张力并缓慢返回至静息状态，将空气的流出变得可控。膈肌的活动还能对抗肋骨的下降，特别是在呼气肌正在积极地将空气排出时。因此，膈肌通过保持肋骨的扩张来抵消呼气的趋势，以帮助"支撑"呼吸活动。

当肺和胸腔已回缩至静息时的大小时，如果歌唱者需要继续发声，呼气肌也会发挥作用。在这种情况下，歌唱者会积极使用腹部和胸部的呼气肌来帮助收缩肋骨并将腹腔内脏压向膈肌，从而排出更多的空气。

# 腹肌

腹部区域的肌肉与肋骨的肌肉相连，并沿其相对应的倾斜方向延伸（图1-18）。腹肌分为3层，分别对应于肋间内肌、肋间外肌及胸骨后方的胸横肌。腹外斜肌起于最低的8根肋骨。其肌肉纤维向下延伸以附着在骨盆或髂嵴的边缘，然后斜向前下方延伸，最终止于白线处的腱膜组织（图1-19a）。该肌肉与肋间外肌相连续。

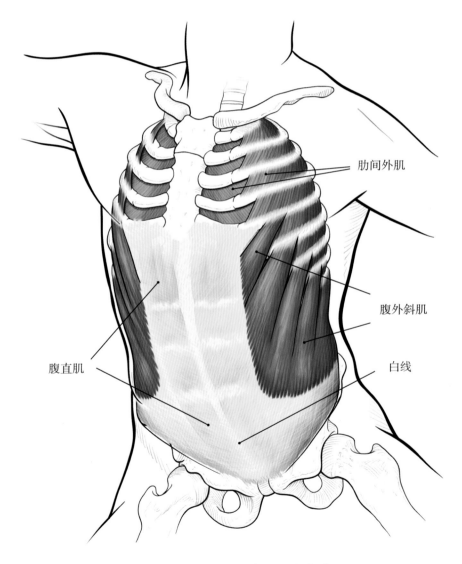

肋间外肌

腹外斜肌

腹直肌

白线

图 1-18　躯干的肋间外肌和腹外斜肌

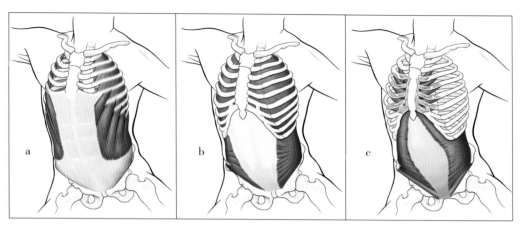

图 1-19 腹肌浅层

a.腹外斜肌；b.腹内斜肌；c.腹横肌

腹内斜肌起自腹股沟韧带，髂嵴和腰筋膜（图 1-19b），其纤维成扇形散开，并附着在耻骨、白线和下 3 根肋骨上。它与胸部的肋间内肌相连续。

第 3 层，即最深层的肌肉，是与胸横肌相连续的腹横肌（图 1-19c），起于髂嵴、腰筋膜和肋骨。顾名思义，它在中腹部周围水平延伸并终止于腱膜组织，连接至白线和耻骨联合。

腹直肌是垂直跨越前腹部的纵向肌肉（图 1-20），起于耻骨联合，然后垂直向上延伸至白线的两侧，并以稍向外的角度附着在第 5、第 6 和第 7 肋，封闭在由腹斜肌和腹横肌形成的腱鞘内。该肌肉作用于肋骨，因此其可以强有力地收缩或使躯干屈曲（例如仰卧起坐）。此外，它也能有效地牵拉胸廓的下部。

在用力呼气时，所有腹部肌肉都处于主动收缩的状态。发声时，膈肌不会迅速放松，而是保持张力，从而使空气得以缓慢释放。正如我们刚刚看到的，腹肌同膈肌一起，维持着腹腔内的张力。

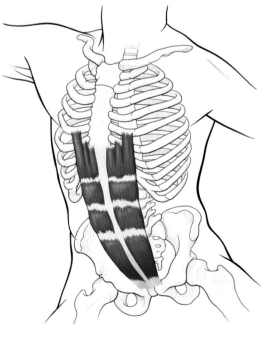

图 1-20 腹直肌

## 辅助呼吸肌

人体还拥有数个辅助呼吸肌。胸锁乳突肌（图1-21）有胸骨部和锁骨部的两个起点，终点附着在颅骨的乳突上。该肌肉是头部和颈部的屈肌，并有助于头部旋转。像斜角肌一样，它被认为是呼吸活动中的辅动肌，在用力吸气期间会明显收缩。

斜角肌则起自颈椎的横突，并附着在最上方的2根肋骨，有时也被认为是呼吸肌。它们支撑肋骨，并在用力吸气时发挥作用（图1-22）。然而，由于其短而宽且活动度较小，因此上肋骨实际上对呼吸没有太大

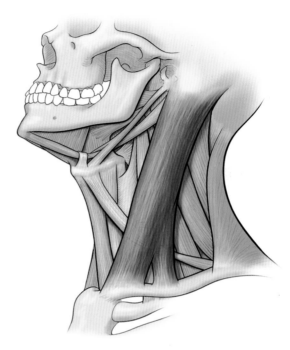

图 1-21　胸锁乳突肌

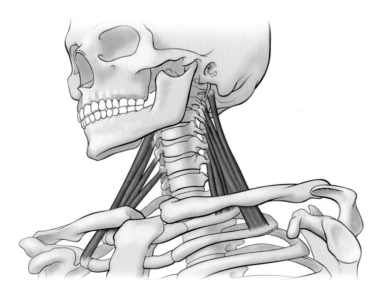

图 1-22　斜角肌

作用。辅助呼吸肌作为脊柱上段的拉力构件，或者说拉索以支撑胸廓。从这个意义上说，其主要作用是为参与呼吸活动的结构提供拉力支撑，而不是直接辅助呼吸运动本身的进行。

## 躯干的伸肌和屈肌支持

尽管肋间肌是呼吸过程中肋骨活动的主要原动肌，但整个人体的直立支撑系统的正确工作也是呼吸运动协调进行的重要基础。该系统可分为三个功能组，其中最重要的一组是由两个最深的控制躯干姿势的肌肉层组成，该功能组作为一个整体来支撑躯干。在该功能组中，第一层是最深的一层，由较小的姿势控制肌肉组成，这些肌肉沿着脊柱的长轴分布并作用在椎体上，其功能是维持脊柱的伸展和支撑。第二层则包含了竖脊肌——含有附着在脊柱上并沿着脊柱长轴走行的庞大肌纤维束，它们通过防止躯干向前屈曲来保持躯干的直立状态。这些肌肉的正确工作能够确保肋骨有自由移动能力，如果它们过度紧张，收缩作用将使肋骨活动障碍而干扰呼吸运动（图 1–23）。

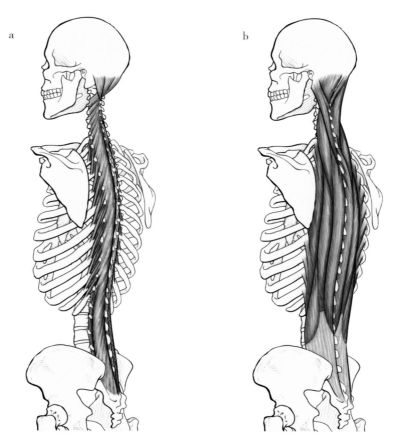

图 1–23　控制躯干姿势的肌肉
a. 深层姿势控制肌肉；b. 竖脊肌

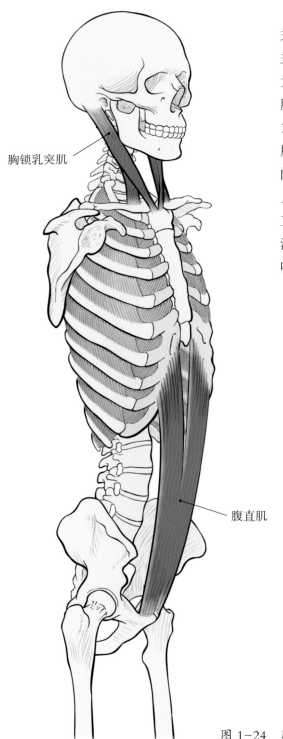

我们的直立支撑系统中的第二组关键肌肉则包括了胸锁乳突肌和其他关键前屈肌（如腹直肌），它们共同为胸部提供拉伸支持。胸锁乳突肌是胸廓和身体前部的重要支持肌肉（图1-24）。只有在这种支持框架内，肋间肌才可以被认为是呼吸的固有肌：肋间肌可以使得呼吸运动立刻发生，但只有当更大的躯干屈、伸肌支持框架工作正常，并赋予躯干和胸廓恰当的活动度和支持时，才能正常地进行呼吸活动。

胸锁乳突肌

腹直肌

图 1-24　胸锁乳突肌和腹直肌提供的屈肌支持

第三组肌肉则包括了背部和肩带的斜肌，其加宽作用使得肋骨具有活动性。该组由背部肌肉的第三层组成（图1-25）。上后锯肌起自第7颈椎和上2节胸椎的棘突，其斜向外下方延伸，像4根手指一般附着在第2、第3、第4和第5肋。下后锯肌起于上腰椎和下胸椎的棘突，其斜向外上走行，然后像上锯肌一样分成4个分支，并附着在下4根肋骨。这些肌肉作用于肋骨之上——上锯肌可以上提肋骨，下锯肌则向下降肋骨并使背部横向扩张。和腰方肌（从骨盆连接到最低的肋骨，在胸腔内容中会详述）及肋提肌（我们认为其是附着在椎骨横突上的较深的肌肉之一）一样，上后锯肌和下后锯肌在增加肋骨活动性和使背部横向扩张方面起重要作用。当它们放松时，这些肌肉有助于下背部的自由活动和维持其形态丰满，同时也有助于与下肋骨直接相关的膈肌的正常工作。

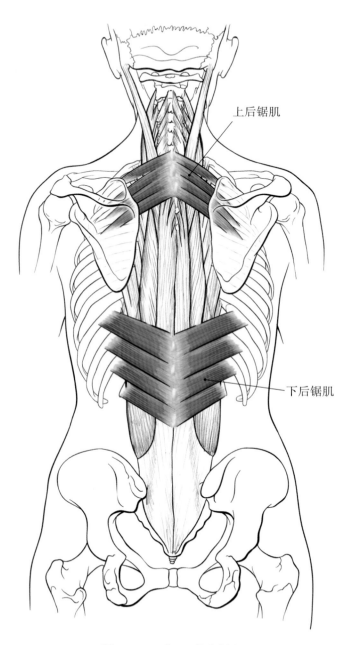

上后锯肌

下后锯肌

图1-25　上、下后锯肌

第四层肌肉，即肩胛提肌、大菱形肌和小菱形肌主要作用于肩胛骨（图1-26）。肩胛提肌起于寰椎和上颈椎的横突，并附着于肩胛骨的侧面。顾名思义，这块肌肉可以上提肩胛骨。小菱形肌起于第7颈椎和第1胸椎，然后向下和向外走行，止于肩胛骨的嵴。大菱形肌则主要起自4或5个上胸椎的棘突，并附着于肩胛嵴的下部。这两种肌肉因其形状为菱形而得名，其有助于在手臂移动时稳定肩胛骨。这些背部肌肉对于呼吸运动也具有极其重要的作用。由于它们倾斜或水平走行，因此，其功能可确保肋骨的活动性和扩张能力。

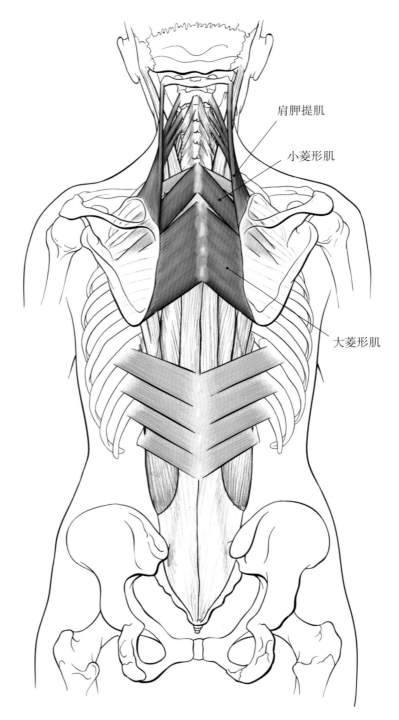

肩胛提肌

小菱形肌

大菱形肌

图1-26 肩胛肌

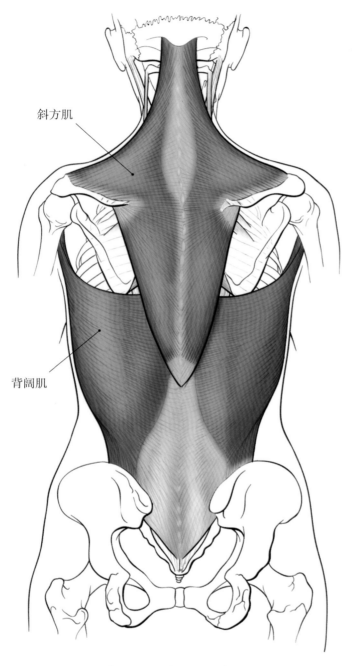

斜方肌

背阔肌

覆盖大部分背部的两块强大的片状肌肉——斜方肌和背阔肌——构成了背部最浅的肌肉层（图 1-27）。斜方肌是覆盖于颈部和上肩部的菱形肌肉，广泛起自枕骨及颈椎和胸椎的棘突，并附着于肩胛骨上部和锁骨。斜方肌作用于肩胛骨，通过收缩使肩胛骨回缩或相互靠近；它还能以强大的骨骼运动支撑肩部，并在提重物时抬高肩膀。背阔肌是一块宽而平坦的片状肌肉，覆盖在背部的下半部分，并附着在肱骨之上。它起自骶骨、腰椎和下胸椎的棘突，起点广泛，最终汇聚到一起并止于肱骨。背阔肌可以下拉上臂，此外，因其有助于背部的支撑，故为肋骨的活动和无阻碍地进行呼吸运动提供了弹性和至关重要的支撑。

图 1-27　斜方肌和背阔肌

# 肺和气管

气管起自喉并向下延伸，然后分成两根支气管进入肺部（图 1–28）。气管长 10~13cm，位于食管的前方，由 C 形的软骨环和环间的 2/3 弹性纤维组成（第一个软骨环有时与喉的环状软骨相连）。气管内衬有肌纤维及黏膜，该黏膜与上方喉管内的膜相连。在气管的下段，两根支气管分成逐渐变小的气管，再细分成细支气管，这些细支气管通向称为肺泡的微小气球状气囊，肺泡是肺和血液进行氧气交换的场所。

肺本身呈圆锥形，其凹陷的底部与膈肌的穹隆相吻合。右肺有 3 个肺叶，左肺较小，只有 2 个肺叶，以提供空间容纳心脏。两侧肺质量都较轻，约 450g，质地像吸水海绵一样，柔软且富有弹性，并且都包裹在薄薄的胸膜之中——该膜还附着于胸内壁、心包和膈肌上，分为壁层和脏层。两层之间的区域称为胸膜腔，内含一层稀薄的液体，在呼吸过程中可轻松地滑动。

肺的上部逐渐变窄，以匹配胸廓上部的狭窄形状，并在第 1 肋上方大约 2.5cm 处延伸到颈部。肺的基底部位于膈肌表面的上方（图 1–13）。除心包所占据的较大的空间外，肺占据了胸腔内的绝大部分空间。肺不仅占据了肋骨内侧的空间，还占据了脊柱两侧的深凹。该空间由肋骨弧形的形状造成，肋骨从脊柱的侧面向外侧延伸，并且在向前弯曲之前还向后弯曲到椎骨的棘突水平。肺尖到心脏水平高度的体积约占肺部总体积的 1/3。而对于上肺部而言，该部分几乎占据了胸腔空间的 1/2。

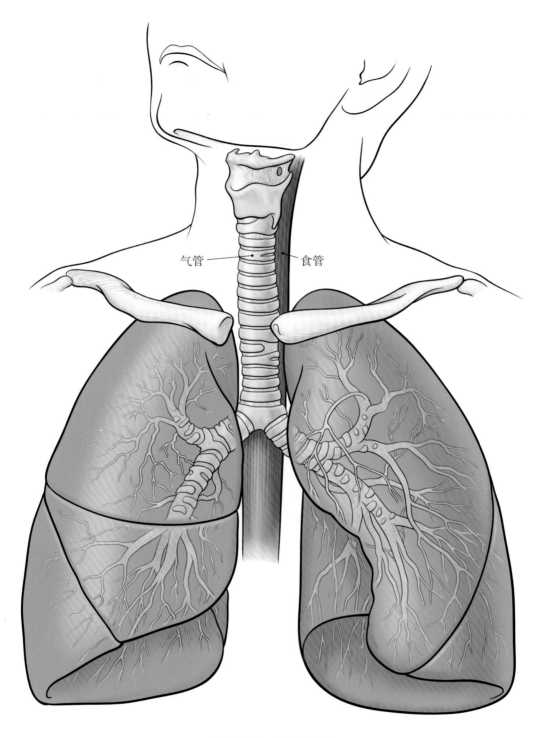

气管 —— —— 食管

图 1-28　肺和气管

## 肺活量

肺部的最大吸气量为6~7L（这是"肺总量"）；用力呼气后，剩余约2L（这是"残气量"）。两者之间的差值是"肺活量"，为4~5L（图1-29）。

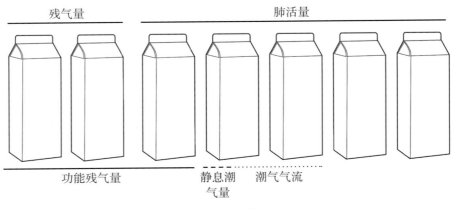

图1-29　肺总量

当肋骨和膈肌处于放松状态时（即我们既不吸入也不用力呼出气体，也可以理解为平静呼气后），肺的容积约为3L——这称为"功能残气量"。在正常的平静呼吸过程中，人体仅在功能残气量的基础上额外吸入0.5L的空气，而在浅呼吸时则更少——这就是"静息潮气量"（图1-30）。在费力地运动时，气流可接近2L，比平静呼吸时多约3L。流入和流出肺部的空气（即实际上呼吸的空气）是"潮气气流"，与肺部残留3L左右的气体是不同的。

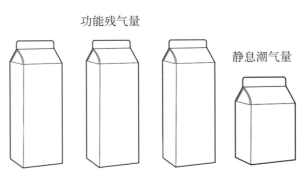

图1-30　放松状态下的肺容量

# 第二章
# 喉

　　喉作为发声器官是非常特别和复杂的，但它的基础结构设计和功能可以被简单概括为：喉是位于气管顶端的一个阀门，由2块可以开合的皱襞（即声带）组成，此皱襞的一部分由肌肉组成。当我们正常地呼吸时，声带分开，以打开阀门使空气通过（图2-1a）。当我们吞咽食物或屏气时，声带合拢，防止食物和水进入呼吸道（图2-1b）。

　　该阀门还有第三种功能。当我们想发声时，声带会靠拢，但不像吞咽时闭合得那么紧，而是保证足够放松，以使它们在气流通过时能够自由振动。开始发声时，气流驱动声带开始振动，形成声波，与喉上部空间形成共振，构成嗓音的输出形式（图2-1c）。

　　所以，喉是基础的振动装置，包含了产生声源的振动器（声带），在空气（动力源）通过时，声带靠拢以产生振动，在正常呼吸时声带分开。喉也可以通过各种收紧和拉伸声带的方式来调节音量、音高和产生各种可能的振动类型。

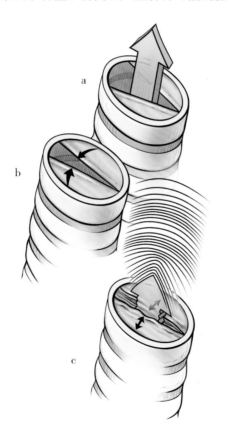

图 2-1　声带运动
a.声带分开；b.声带闭合；
c.发声时声带靠拢

## 喉的基础结构

　　喉主要由 4 个软骨构成，声带则位于上述软骨构成的框架中。其中气管顶部类似于气管环的环形软骨被称为环状软骨。环状软骨上方是甲状软骨，甲状软骨由两个连接在前面的板或翼组成。位于环状软骨后侧上方、甲状软骨翼内侧的一对金字塔形的软骨为杓状软骨（图 2-2）。

　　声带是部分由肌肉组成的皱襞，悬吊于两个杓状软骨和甲状软骨内侧壁之间，受气流驱动，碰撞、振动从而发声。当杓状软骨向内旋转时，声带靠拢，从肺部流出的空气会迫使声带打开，使声带产生振动；杓状软骨向后旋转时，声带分开以允许空气自由通过。

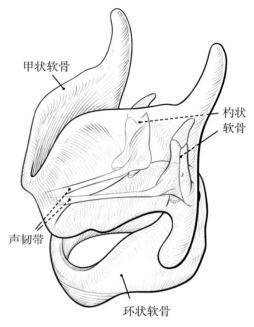

图 2-2　软骨和声带

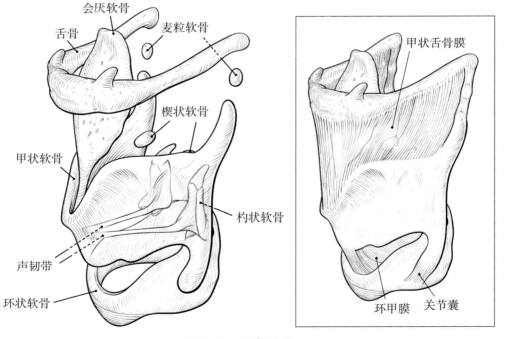

图 2-3　喉部结构

## 喉部框架

舌骨、甲状软骨、环状软骨、杓状软骨、会厌软骨、小角软骨和楔状软骨构成了喉的完整框架结构（图 2-3）。甲状软骨是喉部最突出的部分（图 2-4）。甲状软骨的两块软骨板向前汇合形成突起，男性甲状软骨板的汇合角较小，使该突起明显，被称为喉结（Adam's apple）。甲状软骨板（即软骨板的侧面）除了其后部的嵴以外都非常光滑，该嵴是从一个结节或突出处开始，向前下延伸到甲状软骨板的下缘，形成一条斜线。在每块甲状软骨板后部有一个长的向上的突起，称为上角。甲状软骨上方是 U 形的舌骨，这块附着在舌根的骨头是喉的重要组成部分。喉通过附着在下颌和舌骨的韧带悬吊于舌骨下方。甲状软骨板后部向下的突起，称为下角，与环状软骨的侧面形成枢轴（图 2-4）。

环状软骨之所以被如此命名，是因为它的形状像一枚有大戒面的环形戒指。环状软骨的前部很窄，并没有比其下方的气管环厚很多，而它的后部较厚，使声带闭合或打开的肌肉便附着在这里，同时，杓状软骨和环状软骨相连结的平面也在这里（图 2-4）。

当把一对杓状软骨放在一起的时候，它们看起来类似于一个有把手和壶嘴的水壶，由此对其命名（来自希腊语的单词"pitcher"）。由于形状又类似方锥，杓状软骨也被称为"金字塔形软骨"。杓状软骨的基底部位于环状软骨上，与环状软骨形成关节，并且，杓状软骨的基底部有两个突起或角，即肌突和声带突。肌突向外后方突出，是环杓侧肌、环杓后肌的附着点。声带突向前突出，是声带的附着点（图 2-4）。

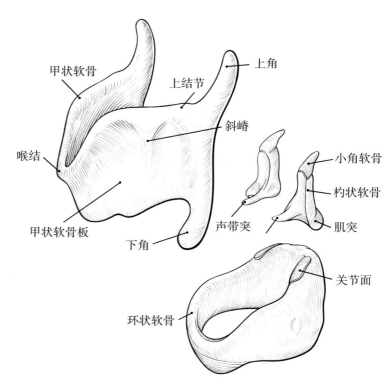

图 2-4　甲状软骨、环状软骨和杓状软骨

## 会厌

会厌软骨是一块位于喉前部的宽阔的叶状软骨（图 2-3，图 2-9），在吞咽过程中由直立位反折向下，将食物导入食管。它的底部附着在甲状软骨上，侧面斜向后下延伸至杓状软骨，从而在喉口周围形项圈样结构，称为杓状会厌襞。杓状软骨顶部不是尖的而是平坦的，小角软骨（或 Santorini 软骨）是小圆锥形软骨，位于杓状软骨顶端，作为杓状会厌襞的附着点（图 2-4，图 2-9）。（楔状软骨，也被称为 Wrisberg 软骨，镶嵌在杓状会厌襞中，从而使杓状会厌襞变得坚挺，保持直立）杓状会厌襞有助于防止食物进入喉；并和侧边的甲状软骨板形成深窝，即梨状隐窝，使液体绕过喉进入食管。

以上结构组成了喉部的基础框架。甲状软骨、环状软骨及杓状软骨的基底部由坚韧的透明软骨构成，随着年龄增长，这些透明软骨会逐渐骨化，而杓状软骨顶部、会厌软骨、小角软骨和楔状软骨仍为富有弹性的透明软骨。

## 环杓关节

环杓关节由环状软骨和杓状软骨构成，是打开和闭合声带的关键关节。在环状软骨后部有一个小凹口，在该凹口的两侧有 2 个倾斜度急剧升高并彼此成 90° 夹角的凸起的成椭圆形的关节面，该关节面用于与杓状软骨连接（图 2-5a）。杓状软骨基底部是凹形的，与环状软骨上的凸起的关节面形成滑膜关节，该关节被关节囊包裹并由环杓后韧带加固（图 2-5b）。

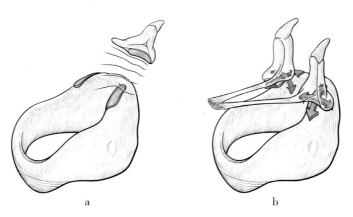

图 2-5　环杓关节
a. 环状软骨上的关节面；b. 杓状软骨在环状软骨上的运动

环杓后韧带起自环状软骨，以环状软骨为顶点成扇形向前上方延伸，止于杓状软骨的声带突和肌突之间的软骨表面（未图示）。

杓状软骨以两种方式在环状软骨上运动：向内和向外摆动（图示绿色箭头），以及向中间和外侧滑动（图示蓝色箭头）。当杓状软骨向下和向内旋转时，声带突会汇聚在一起；当其向上和向外旋转时，声带突会分开。当杓状软骨在后方滑动彼此靠近时，会把顶部聚集在一起，但不会使声带突分开（图 2-5b）。

## 环甲关节

喉的另一个主要关节是环甲关节，它可以在环状软骨固定时，使甲状软骨向环状软骨移动。在环状软骨侧面的后方，有一对小的凸形关节面；该关节面与甲状软骨下角的内表面共同组成滑膜关节（图 2-6）。该滑膜关节由 3 个韧带围绕，环甲后韧带附着在环状软骨板上侧，向外下延伸并最终附着于甲状软骨下角。环甲侧韧带连接甲状软骨下角和环状软骨侧面。最后，将整个关节封闭在有滑膜的囊状韧带内，该滑膜可润滑关节（图 2-3）。

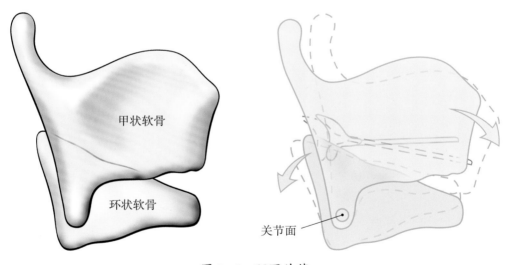

图 2-6　环甲关节

该关节处存在两种运动：第一种是以环甲关节为轴，甲状软骨做向下倾斜运动；另一种是甲状软骨相对于环状软骨向前滑动。这些运动在发声时拉伸声带并提高音调（图 2-6，图 2-18）。

## 弹性圆锥

　　弹性圆锥，又被称为环甲膜，是一种连接环状软骨上缘、声带和甲状软骨前部的弹性膜（图2-7），因其为圆锥形而得名。其下层分为2层，内层附着于环状软骨的下缘，外层附着于环状软骨的上缘，向上汇聚以连接甲状软骨的前部和后部及声带的内侧缘。其结构类似于帐篷，基底是环状软骨，顶点是甲状软骨前部。弹性圆锥中连接环状软骨前部上缘和甲状软骨前部下缘的部分，被称为环甲韧带或环甲膜中间部分。弹性圆锥体的中央部分比侧部厚。侧部从环状软骨上缘延伸到声带下边缘，形成了从气管顶部到声带的膜，这部分膜衬于声带表面并与声韧带相连接。

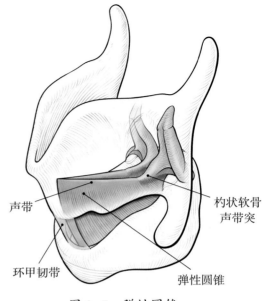

声带

杓状软骨
声带突

环甲韧带

弹性圆锥

图 2-7　弹性圆锥

## 喉内部结构

　　喉腔从喉的入口延伸到环状软骨（图2-8）。从冠状面看，会厌为较大的组织皮瓣，可进入喉部。位于声带上方的空腔部分被称为前庭。喉入口前部为会厌软骨，后部为杓状软骨，边缘是杓状会厌襞。

　　声带（vocal folds 或 vocal codes），主体是2个肌腹或肌肉褶皱，是大的复杂肌肉组织的一部分，分为上下2对，又被称为下部甲杓肌、上部甲杓肌（图2-8）。上部甲杓肌前部附着于会厌基底部下方的甲状软骨，后部附着在杓状软骨的前表面。其不像下部甲杓肌一样向中间延伸，且不参与发声，因此被称为假声带，也被称为室带（ventricular bands）。其主要功能是帮助真声带紧紧闭合作为阀门装置的喉部。由于其倾斜向下，因此可以抵抗来自下方的强大气压，非常适合用于关闭呼吸道（图6-6）。

　　下部甲杓肌是位于下部位置较低的一对，即真声带或声襞的组成部分，又称为声带肌，每个褶皱的内部边缘形成了声韧带。与声带黏膜层的粉红色不同，声韧带为白色。声带肌非常适合接收来自肺部的气流并产生有效振动。

因为从上方观察喉部时，声带肌比上部甲杓肌更靠近中线，所以被称为"甲杓内肌"，而上部甲杓肌（位于外侧）称为"甲杓外肌"。现在被普遍承认的术语：将下部甲杓肌称为声带肌或真声带，将上部甲杓肌称为甲杓肌（图2-8）。

喉室位于假声带和声带肌之间，是一个椭圆形的空腔（图2-8）。该空腔还具有小的气囊，在某些物种中气囊内充满空气。喉室前端向外上方延伸，与真声带上方、假声带、甲状软骨内侧表面之间形成小袋或空腔，称为喉室小囊（sacculus laryngis or laryngeal pouch）。这个囊包含分泌黏液的腺体，由杓状会厌肌群包裹。

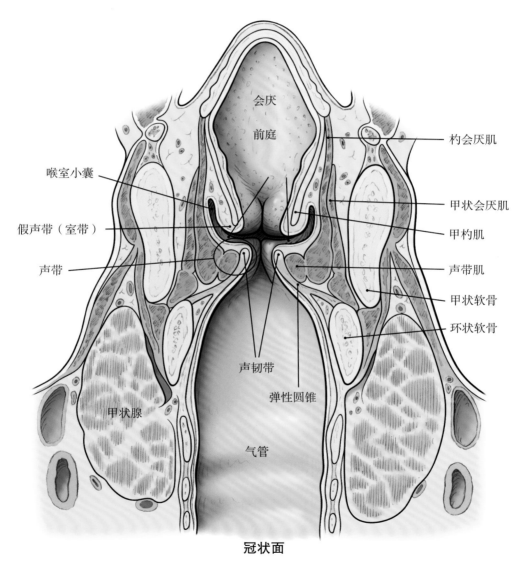

会厌

前庭

杓会厌肌

喉室小囊

甲状会厌肌

假声带（室带）

甲杓肌

声带

声带肌

甲状软骨

环状软骨

声韧带

弹性圆锥

甲状腺

气管

**冠状面**

图 2-8　喉的内部

## 会厌部肌群

杓会厌肌起自杓状软骨顶点和前表面，沿会厌侧缘斜向上组成杓状会厌襞（图2-9）。这块肌肉分为两部分，一部分起自杓状软骨顶部和前表面，融合到杓状会厌襞，为杓会厌肌上部；另一部分起自杓状软骨前表面，融合到会厌前表面，为杓会厌肌下部。杓会厌肌上部可以使喉口收紧以防止食物在吞咽过程中进入呼吸道。而杓会厌肌下部又被称为压迫性喉囊或压缩球囊，通过挤压黏液腺润滑声带。

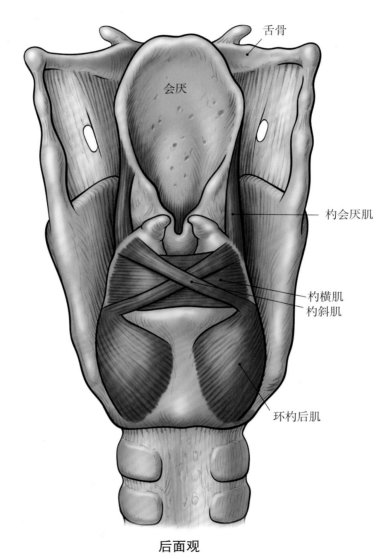

后面观

图 2-9　会厌的杓会厌肌

甲状会厌肌（thyroepiglotticorthyroepiglottideus muscle）起自于甲状软骨内侧面，沿甲杓肌上缘，达杓会厌襞及会厌软骨外侧缘，其肌纤维形成了喉囊的外侧壁与部分会厌襞（图 2-10）。该肌肉既可以下压会厌，又可以帮助杓状会厌襞压缩喉室小囊。

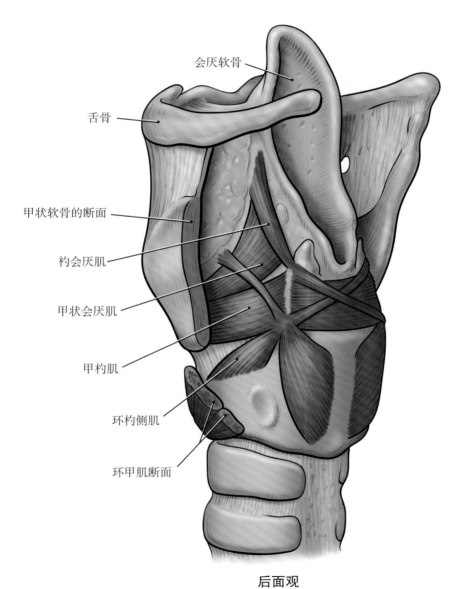

会厌软骨

舌骨

甲状软骨的断面

杓会厌肌

甲状会厌肌

甲杓肌

环杓侧肌

环甲肌断面

**后面观**

图 2-10　会厌的甲状会厌肌

## 声带的结构

声带是一块极其复杂的肌肉，其结构尚未被完全理解。通常认为其主要肌纤维为纵向走行。在 20 世纪 50 年代，一些研究者称，声带的肌纤维并没有全部沿着肌肉的长度延伸，其中一些肌纤维起自杓状软骨向斜前方走行并附着于声韧带（杓状声带肌），而另一部分起自甲状软骨向斜后方走行并附属于声韧带（甲状声带肌），形成一种对角形走行。肌肉收缩时，会拉动声韧带，因此声带的振动并不是因为空气动力和肌弹性引起的，而是由神经冲动驱动的。这种观点（被称为"神经错位"或"神经过时性"理论）已被否定，但和其相对应的术语（杓状声带肌和甲状声带肌）有时仍被使用。同时，声带中也包含一些以纵向为主要延展方向的肌纤维；这些肌纤维可能在挤压和使声带变薄中起作用。不管怎样，声带具有非常精细的肌纤维，并且这些肌纤维能够以精妙的方式收缩，因此这些肌纤维在微调声带的厚度和控制其振动方面发挥着作用。

在显微镜下观察，声带共有 5 层结构：上皮层、固有层（分浅、中、深三层），以及声带肌本身。上皮层形成黏膜层，有助于保持声带润滑。而接下来的 4 层逐渐变硬，为声带提供刚度和弹性。

这 5 层结构在功能上可以分为 3 组。上皮层和固有层浅层形成疏松的黏膜结构，当空气经过声门时，该结构非常适合振动。由结构更为紧密的胶原纤维组成的固有层的中层和深层形成了声韧带，歌唱时，黏膜层在声韧带上自由振动。黏膜层和声韧带的下方是非常紧实的肌肉，收缩时可以变得更加紧实。

## 喉内肌

喉内肌有 5 种。其中，环甲肌能使甲状软骨相对于环状软骨进行运动。由于环甲肌位于甲状软骨外侧，并且由支配喉外肌的神经支配，因此争论性地被认为是喉的外在肌肉，而非喉内肌。环甲肌由 2 部分肌肉组成，第一部分被称为斜部（oblique part or pars obliqua），起自环状软骨前外侧，斜向后上方穿过并止于甲状软骨板下角和下缘。第二部分称为直部（vertical part or pars recta），起自环状软骨前外侧，斜部

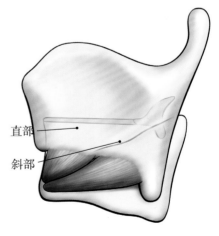

直部

斜部

图 2-11 环甲肌

起点的前方，止于甲状软骨板的下缘。相较斜部而言，直部的走行方向趋于垂直向上（图 2-11）。

　　声带肌起自甲状软骨前内侧面，甲状软骨角两侧，附着于杓状软骨声带突（图 2-12）。如我们所知，声带肌的最内侧缘由与弹性圆锥相连的韧带组成。韧带附着在声带突的尖端；声带肌则附着在声韧带起点旁，声带突前表面稍外侧的部位（图 2-7，图 2-8）。

　　甲杓肌起自甲状软骨角的

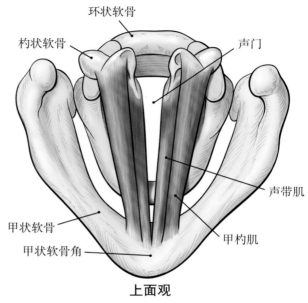

**上面观**

图 2-12　声带肌和甲杓肌

内面，汇入声带突与肌突之间的广泛区域，其走行方向相较声带肌偏外侧（图 2-12）。

　　声门是声带之间的裂缝或缝隙。在男性中，声带的平均长度为 23mm；在女性中，平均长度为 19mm。声带分为声带部（又称膜部）和呼吸部（又称软骨部），声带部为声带前 3/5 的部分，由声带的肌肉组成；呼吸部为声带后 2/5 的部分，由杓状软骨组成。声门的形状是可以变化的，具体取决于声带是外展还是内收。在发声时，即使声带部紧紧地闭合，呼吸部（即杓状软骨区）仍然存在缝隙。声带附着于甲状软骨前内侧所形成的声门锐角，称为前连合（图 2-13）。

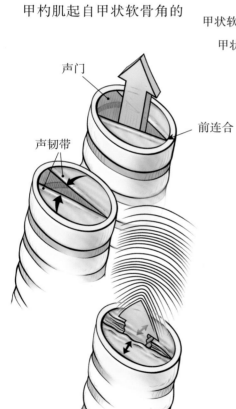

图 2-13　声门

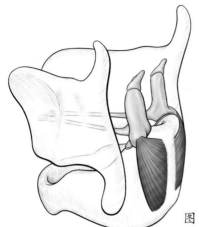

环杓后肌是最大的喉内肌。环杓后肌起自环状软骨背板的浅凹处。其肌纤维向外上方延伸，并止于杓状软骨的肌突，其上层肌纤维走行近乎水平，下层肌纤维走行近乎垂直向上，由此使得上、下层肌纤维能够最终汇聚到杓状软骨的同一点（图2-14）。

图 2-14　环杓后肌

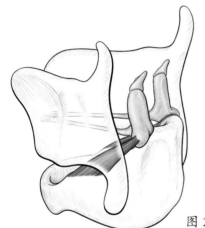

环杓侧肌位于环状软骨的侧面，起自环状软骨外侧面及其上缘，其肌纤维斜向后上方延伸，止于杓状软骨的肌突（图2-15）。

图 2-15　环杓侧肌

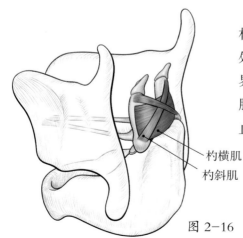

由杓横肌和杓斜肌组成的杓间肌位于杓状软骨后部，占据每块杓状软骨的凹陷处。杓横肌起自一侧杓状软骨后表面的外边界，止于另一侧杓状软骨的相应位置。杓斜肌起自一侧杓状软骨基底部，斜向上穿行，止于另一侧杓状软骨的顶部（图2-16）。

杓横肌
杓斜肌

图 2-16　杓横肌和杓斜肌

## 喉内肌的运动

喉内肌的运动可以分为 4 类。

· 使声带外展，打开声门（图 2–17）。

· 使声带内收，关闭声门（图 2–18，图 2–19）。

· 使声带拉长（图 2–20）。

· 使声带缩短和放松——声带张肌（图 2–21）。

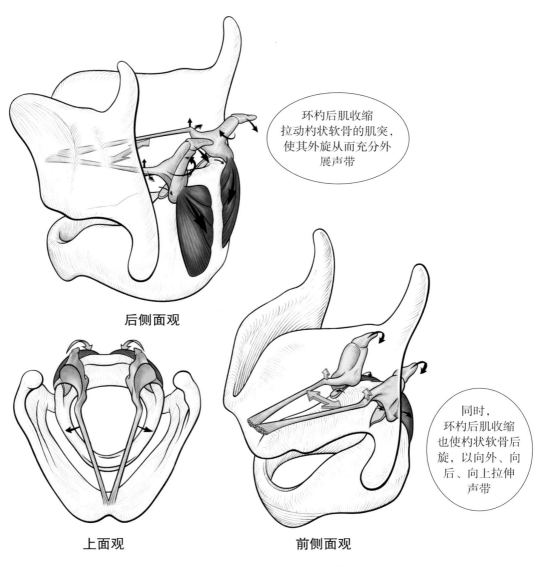

环杓后肌收缩拉动杓状软骨的肌突，使其外旋从而充分外展声带

同时，环杓后肌收缩也使杓状软骨后旋，以向外、向后、向上拉伸声带

后侧面观

上面观

前侧面观

图 2–17　环杓后肌的运动，打开声门

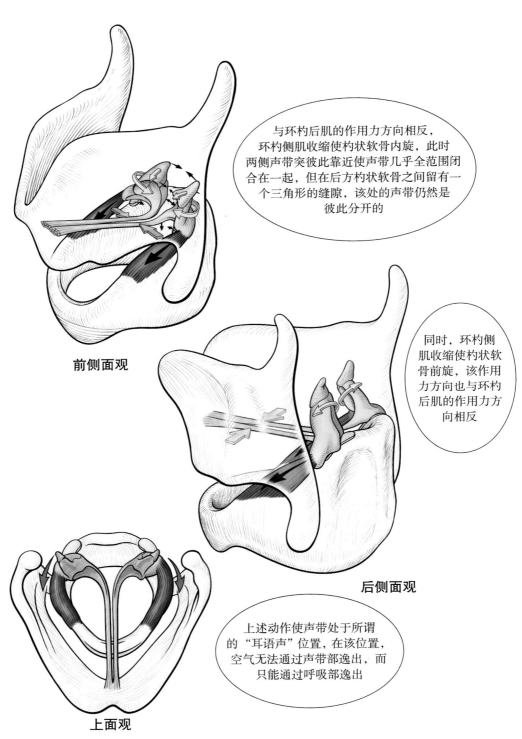

与环杓后肌的作用力方向相反，环杓侧肌收缩使杓状软骨内旋，此时两侧声带突彼此靠近使声带几乎全范围闭合在一起，但在后方杓状软骨之间留有一个三角形的缝隙，该处的声带仍然是彼此分开的

同时，环杓侧肌收缩使杓状软骨前旋，该作用力方向也与环杓后肌的作用力方向相反

上述动作使声带处于所谓的"耳语声"位置，在该位置，空气无法通过声带部逸出，而只能通过呼吸部逸出

前侧面观

后侧面观

上面观

图 2-18 环杓侧肌的运动，关闭声门

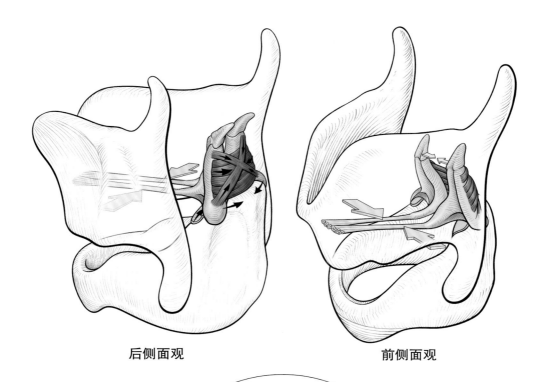

后侧面观                      前侧面观

杓横肌和杓斜肌共同作用，使
两侧杓状软骨彼此靠近，从而使
得在发声时，两侧声带几乎在全
范围内相互贴近闭合

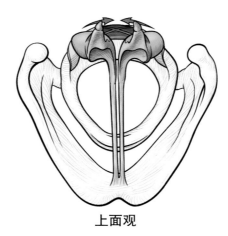

上面观

图 2-19  杓横肌和杓斜肌的运动，关闭声门

环甲肌的收缩可以拉伸声带（图 2-20）。环甲肌附着在环状软骨和甲状软骨上，收缩时可使这 2 块软骨靠在一起，从而使声带两端距离增加，即使声带拉长。如我们所知，环甲肌由两部分组成：垂直的部分（直部）和倾斜的部分（斜部）。环甲肌斜部向前拉动甲状软骨，使甲状软骨相对于环状软骨发生平移。环甲肌直部将甲状软骨向下拉，使其以环甲关节为轴心前倾（图 2-21）。当环甲肌直部和斜部共同作用时，甲状软骨被迫前倾并向前移动，以此增加声带两端之间的距离，拉长声带。与上述运动不同，如果甲状软骨被外部肌肉固定，环甲肌收缩时则会使环状软骨相对于甲状软骨发生移动。但无论是哪种情况，声带都会被拉长。

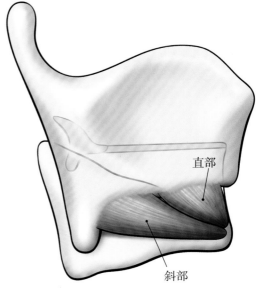

直部

斜部

图 2-20　环甲肌，拉伸声带的肌肉

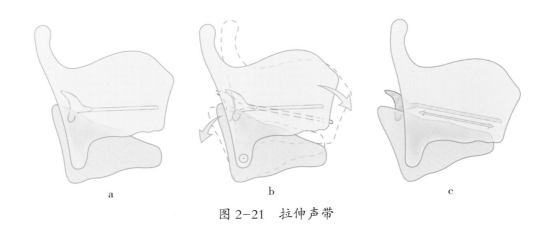

a　　　　　　　　　b　　　　　　　　　c

图 2-21　拉伸声带

甲杓肌细分为甲杓外肌和甲杓内肌（又称声带肌）（图 2-22），通过收缩，将杓状软骨拉向甲状软骨，从而缩短（或放松）声带。因此声带肌和甲杓肌的作用是在保持声门闭合的同时，调节声带的弹性和张力。甲杓肌、杓横肌和杓会厌肌共同作用则使声门紧紧闭合——这通常发生在吞咽食物及咳嗽或屏住呼吸时。

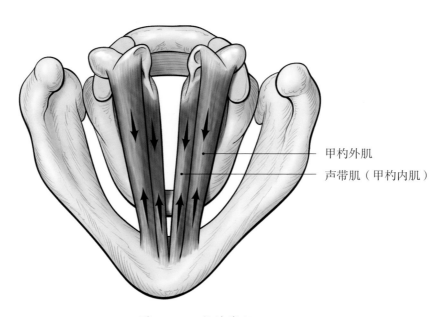

甲杓外肌

声带肌（甲杓内肌）

图 2-22　喉的张肌

## 环甲肌和甲杓肌的拮抗

环甲肌是拉伸声带的主要肌肉，通过收缩使甲状软骨和环状软骨彼此靠近，从而拉动声带两端，增加声带的长度。与之相反的是声带肌和甲杓肌，它们缩短声带两端的距离。在正常言语或胸声中，不仅需要声带肌处于激活状态，还需要环甲肌对甲杓肌进行反向拉伸，以上两者共同作用才能保证声带正常的功能。

### 环甲肌和环杓后肌的拮抗

为了伸展声带肌，杓状软骨必须固定，否则声带肌和环甲肌所施加的力会轻易地将杓状软骨拉向前方的甲状软骨。杓状软骨位置的相对固定是通过后方的环杓后肌实现的。

### 声门闭合和内侧挤压

当声带的两端在环甲肌的作用下拉开时，声带会被拉伸并变薄，导致两侧声带在中间部位产生缝隙。即使杓横肌收缩使杓状软骨无限接近，也不能使声门完全闭合。环杓侧肌则在完全闭合声门从外侧向内挤压声带以及使两侧声带靠拢中发挥着重要作用。此时，必须激活声带肌使其保持一定的张力，如果声带本身松弛，则杓状软骨的任何运动都不能确保声带完全闭合。声带肌的张力使得两侧声带靠近，同时环杓后肌的拮抗作用使杓状软骨相对固定。因此声带要达到完全闭合，需要激活很多肌肉并使其高度协作：杓横肌被激活产生收缩，环杓侧肌被激活并由外向内挤压声带，环甲肌被激活拉伸声带并拮抗声带肌的收缩，声带肌激活使声带保持紧张，环杓后肌激活将杓状软骨保持在相对固定的位置。

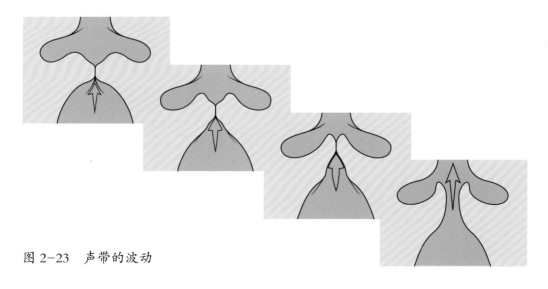

图 2-23  声带的波动

## 喉部肌肉在胸声区中的运动

在发胸声时，杓横肌起到使声门闭合的作用，但作用很小。环甲肌通过增加与高音有关的活动来调节音高。声带肌作为环甲肌的拮抗肌，通过抵抗环甲肌的拉伸，使声带保持一定的厚度，同时使声带在全范围产生大幅度振动，这种振动幅度类似于波浪状的运动，从底部开始向上移动，从而产生了具有丰富和声的胸声（图2-23，图2-24）。声带肌还有助于提高音高和音量。环杓后肌处于收缩状态以抵抗声带肌的收缩从而固定杓状软骨。由于两侧声带处于高张力状态时，声带间会存在间隙，且杓横肌不能使声门完全闭合，而环杓侧肌可以很轻易地被激活并向内侧压迫声带。故环杓侧肌在使声门完全闭合方面至关重要。

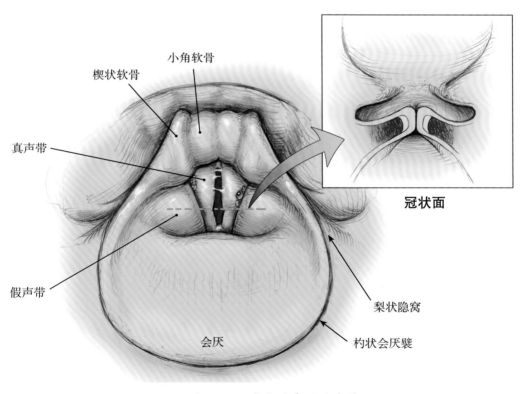

图 2-24　产生胸声时的声带
声带放松且产生松散的振动以产生丰富和声的胸声。小图：在振动中整个声带体相互接触

## 喉部肌肉在假声区中的运动

发假声（falsetto）时，杓横肌收缩使两侧声带相互靠近。环甲肌仅在假声的低声区被激活，此时声带被最大限度地拉长，环甲肌处于最大激活状态。这是由于声带肌非常放松，不会对环甲肌产生抵抗的力，故环甲肌可以非常活跃地拉伸声带（图 2-25）。由于声带被拉长，变薄并且振动幅度增加，声带不再以波状运动振动，仅声带边缘在振动，因此产生了较细的假声。声带肌确实可以通过收缩来调节假声的音高，但其在假声中的作用远远小于其在胸声中的作用。为拮抗声带的这种拉力，环杓后肌必须处于激活状态以固定杓状软骨。由于声带被拉紧并变薄，所以在发假声时，为防止声门完全闭合，声带之间的间隙往往会变大。为了避免这种声带间间隙增大的趋势，环杓侧肌必须收缩以使声带向内部压缩。此外，由于在发假声时（较真声）更高的一个八度中，真声带的长度没有增加，所以音高实际上是由声韧带的纵向张力来决定，同时喉外肌、呼吸压强也起到了辅助作用。

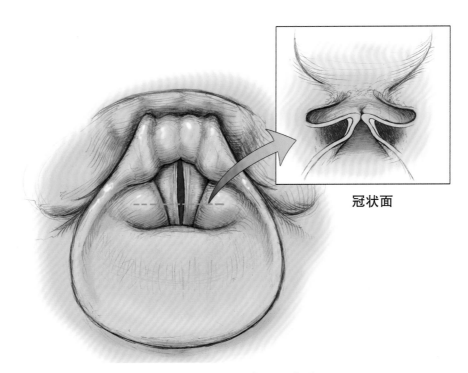

冠状面

图 2-25　产生假声时的声带

声带被拉紧并且产生更快的振动，产生更像长笛声的假声。小图：振动时仅声带内侧边缘相互接触

## 喉部肌肉在头声区中的运动

发胸声时与发假声时的几个元素相结合便可以产生头声（head voice）。为了产生音高较高的头声，环甲肌必须高度活跃地收缩以保持声带完全拉伸。然而，为了保持发头声时音色饱满，与发胸声时一样，声带肌需要收缩并保持振动。由于声带是主动收缩的，声带间隙要比发假声时小，因此可以更有效地利用空气，使得仅需要较少的空气就可以产生较饱满的音色。另外，如声带肌处于激活状态，则会产生更大的声门阻力和更多的空气动力学能量转换。也必须激活杓横肌并使其收缩，以保证声带靠近声门形态，较充分的音量，以及较高的气流能量转化率。当声带处于最大拉伸和紧张状态时，外侧环甲肌也处于高度收缩状态，使声带保持闭合。由于杓状软骨必须抵抗上述强拉力而保持相对固定的位置，因此环杓后肌也处于高度收缩的状态。与发假声时相同，声带被最大限度地拉长，所以音调的增加与声带纵向张力的增加有关。声带肌活跃，声韧带完全被拉长的同时，还需要喉外肌高度激活并协调地发挥作用。

# 第三章
# 喉外肌

　　喉和喉内肌精确地调节声带，使它们能够有效地振动，在音色、共鸣位置和音高上产生微妙的差别。喉是发声的主要器官。同时，喉也被悬吊在喉部肌肉网络中，这些肌肉从外部作用于喉，因此形成了它的外部肌肉组织。

　　喉外肌有两种功能：第一，喉外肌有助于吞咽。如上一章所述，喉的主要功能是关闭气道，防止食物进入。为了进一步保护气道，附着于舌骨和喉的喉外肌牵拉喉部向前上方移动，如此喉部便能从食物通过的路径上避开，并帮助喉口闭合，确保食物进入食管而不是气管。

　　喉外肌在产生嗓音的过程中也发挥重要作用。为了有效地发挥发声器官的功能，喉必须避免肌紧张对其运动的阻碍，但喉作为共鸣腔，必须保持开放。然而，当我们歌唱时，尤其是当我们发出假声和头声时，使喉上提和收缩的吞咽肌群就开始发挥作用了。同时，为了使喉保持在较低的位置以及打开气道，下拉喉部的肌肉必须发挥作用从而抵消吞咽肌群的抬喉动作。这使得在不干扰声带振动的情况下也能提高音高。对于专业歌手来说，这种锻炼喉悬吊肌的方式是非常重要的必学技能之一。

## 悬吊喉部的肌肉

在歌唱过程中，有 4 组肌肉对喉的高度变化和稳定性起直接作用。甲状软骨由甲状舌骨韧带悬挂在舌骨的正下方，与甲状舌骨韧带相对应的甲状舌骨肌则从上方悬吊喉，将甲状软骨连接在舌骨上。甲状舌骨肌是胸骨甲状肌的延续部分，起自胸骨甲状肌前方的甲状软骨斜线，并垂直向上止于舌骨体和舌骨大角（图 3–1）。

另一对重要的咽提肌是茎突咽肌。在颅骨底的颞骨上

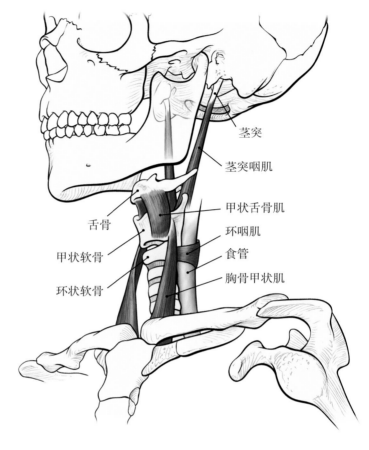

图 3–1　喉悬吊肌

有两个像小钉子的突起叫作茎突（图 3–2）。而茎突咽肌起自茎突底部，斜向前附着于甲状软骨的后缘及咽壁的两侧，负责向上拉动喉部和咽部，具体如第四章所述（图 3–1）。

胸骨甲状肌起自胸骨内缘和第 1 肋，止于甲状软骨斜线，与上述喉悬吊肌互相拮抗（图 3–1）。

另一块悬吊喉部的重要肌肉是环咽肌，起自环状软骨，并且与咽下缩肌相连，作用是将甲状软骨直接固定在咽部和食管之前（图 3–1）。

基于这些肌肉走行的方向，我们可以推测它们的作用。甲状舌骨肌、茎突咽肌和腭咽肌（本书将会在后文中讲解腭）作为咽提肌，向后上方拉喉。作为喉降肌的胸骨甲状肌和环咽肌，起着下拉喉和将喉固定在后下方位置的作用。总而言之，喉被舌骨悬吊起来，通过茎突咽肌与后上方的颅骨相连，通过胸骨甲状肌与前方的胸骨相连，通过环咽肌与后方的食管相连。这些有时被称为喉的"悬吊肌"的肌肉，作为一个复杂的支撑网，从后上方、下方、后方这些不同的方向相互拮抗地支撑着喉（图 3-1）。

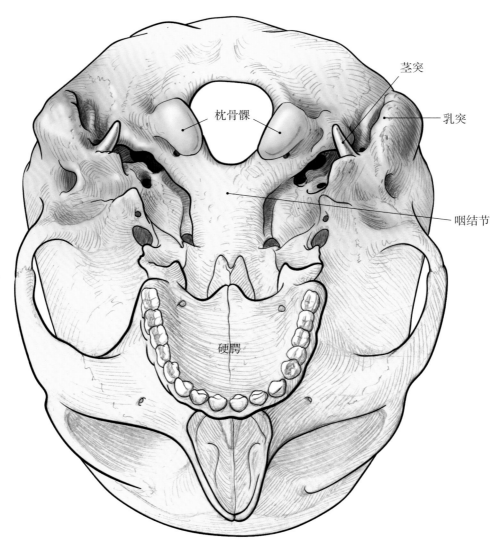

图 3-2　包含茎突和乳突的颅底

在发声过程中，存在其他2条肌肉（胸骨舌骨肌、肩胛舌骨肌）间接地给予喉部悬吊支撑。胸骨舌骨肌直接与胸骨和舌骨相连，起自锁骨和胸骨的内侧缘，上行止于舌骨体的下缘（图3-3），帮助胸骨甲状肌主动地下拉喉，拮抗上拉的咽提肌。

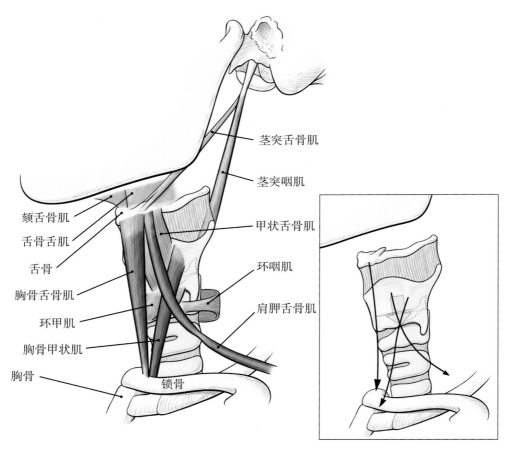

图 3-3　完整的喉悬吊肌

肩胛舌骨肌起自肩胛骨上缘，在走行过程中改变角度，近乎垂直的向上止于舌骨体的下缘（图3-3）。肩胛舌骨肌走行转角的部位实际上是由颈筋膜形成的肌腱鞘固定的肌腱。肩胛舌骨肌类似胸骨舌骨肌和胸骨甲状肌，起着向下牵拉喉的作用。

## 歌唱时悬吊喉部肌肉的运动

唱高音时，悬吊喉部的肌肉以一种特殊的方式稳定喉。如上一章所述，环甲肌通过拉紧声带来提高音高。其实，环甲肌的运动也伴随着喉部肌肉的收缩，未接受专业训练的歌手会通过缩紧喉部和提高喉部位置来升高音高。因为，随着音高的升高，环甲肌处于最活跃的状态，需要借助咽提肌（如甲状舌骨肌、茎突舌骨肌和颏舌肌）进一步拉紧声带，以使甲状软骨向前上方倾斜（图3-4a）。所有这些动作都与收紧喉咙有关。所以我们可以清楚地在未经训练的歌手身上看到，他们通过抬高喉并收紧整个颈部和咽来"够到"高音的过程（图3-4b，c）。

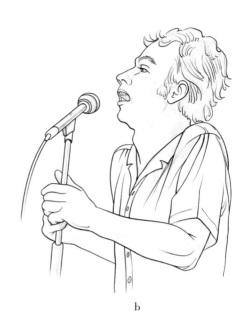

b

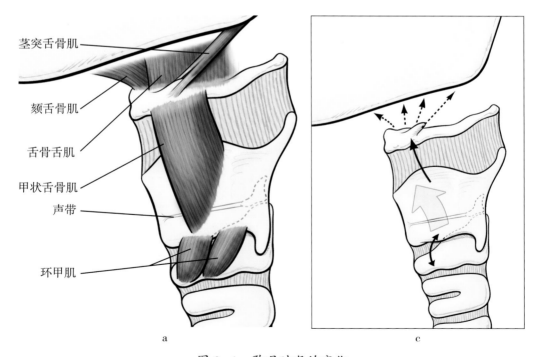

茎突舌骨肌

颏舌骨肌

舌骨舌肌

甲状舌骨肌

声带

环甲肌

a

c

图3-4　歌唱时喉的变化

a. 歌唱时喉上抬；b. 歌手歌唱时喉部紧绷的样子；c. 咽提肌的力线

相反，受过专业训练的歌手不需要上提或者收紧喉也能提高音高。部分原因是他们对假声区非常熟悉且运用自如，不需要通过胸声活动来进入假声区。他们能够激活喉外肌群中的喉降肌，如胸骨甲状肌和胸骨舌骨肌，来主动拮抗那些喉提肌（图 3-5）。喉向下并维持在一个较低的位置有两个好处。第一，它让甲状软骨向前，从而帮助环状软骨拉长声带；第二，当喉维持在一个较低的位置时，喉部会更加开放、更加细长。

下拉胸骨舌骨肌和胸骨甲状肌的拉力，由气管和食管共同提供。气管对环状软骨产生"气管拉力（tracheal pull）"，而食管趋于将杓状软骨下拉。上述结构的共同作用，可以将环状软骨向后拉并固定。这样，即使喉处于较低的位置，也能拉长声带，产生高音。

茎突咽肌是另一个主动参与喉外肌拮抗动作的肌肉，它使甲状软骨上提、前倾，以帮助拉长声带（图 3-5）。由于茎突咽肌起自茎突上，与其在喉的止点相隔较远，因此它能将咽部向上和向外拉，有助于扩大和张开喉部。在喉提肌、胸骨甲状肌的拮抗运动下，茎突咽肌不需要借助喉的上提也能发挥作用。

主动地激活悬吊喉部的肌肉，以使喉处于一个平衡的、拮抗的位置，对音色、共鸣和音域具有重要作用。喉是否能发挥最佳功能，以及是否可以使用"打开的喉（open throat）"歌唱，很大程度上取决于悬吊喉部的肌肉的拮抗运动是否能完整进行。

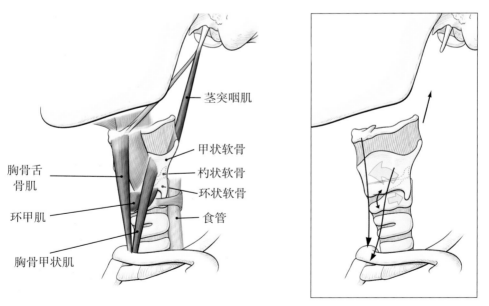

图 3-5　悬吊喉部的肌肉在歌唱中的运动（小图显示肌肉的力线）

## 有支撑的假声

喉外肌在使假声获得支撑方面尤为重要（图3-6）。通常发假声时，声带肌处于放松状态，而与环杓后肌互为拮抗的环甲肌，声带变细，提升音高。要发出有支撑的、更为

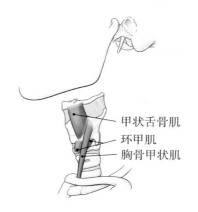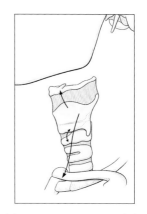

甲状舌骨肌
环甲肌
胸骨甲状肌

图3-6　发支持性假声时喉外肌的运动(小图显示肌肉的力线)

饱满的假声，则需要悬吊喉部的喉外肌越发积极地支撑喉部。例如，胸骨甲状肌和甲状舌骨肌会主动地参与声带拉伸过程，辅助喉内收肌与环甲肌相拮抗。喉悬吊肌贯穿始终的拮抗机制，有助于加强音区之间的融合而不是产生换声点（break）。歌手的基础训练部分就包括喉外肌锻炼，以更好地处理各音区之间的换声点（register break）。

## 头声

在发头声时，悬吊喉部的肌肉处于活跃的状态（图3-7）。声带肌与环甲肌拮抗，也保持着活跃状态。当环甲肌处于活跃状态时，则无法将声带再延长。此时，能上提甲状

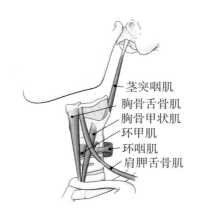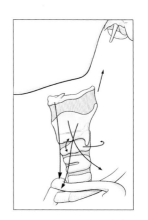

茎突咽肌
胸骨舌骨肌
胸骨甲状肌
环甲肌
环咽肌
肩胛舌骨肌

图3-7　喉悬吊肌在头声中的运动（小图显示肌肉的力线）

软骨的茎突咽肌和腭咽肌会进一步延长声带（图4-6）。附着在甲状软骨上的胸骨甲状肌，能使甲状软骨向前向下倾。与向上拉的咽提肌相反，胸骨甲状肌、胸骨舌骨肌和肩胛舌骨肌会拮抗向上的拉力。最后，环咽肌主动将环状软骨固定在后方，使甲状软骨在环状软骨上自由运动，从而让声带充分拉伸。由于喉没有被抬高或收紧，因此声带可以自由地振动；并且，由于喉处于较低的位置而咽完全打开，因此可以产生饱满响亮的头声。

## 舌骨

马蹄形的舌骨作为
喉部唯一的（硬）骨骼，
以及体内唯一的游离骨
（free-floating bone），是喉
部肌肉附着的中心点（图
3-8，图3-9）。希腊人因
舌骨的形状而将其命名为
upsilon（℧，希腊字母中
的第20个字母）。可以用
拇指和示指捏住喉头上方
来定位舌骨。吞咽或者摆
动舌头时，会感觉到舌骨
和喉的移动。

舌骨的中央部分（又
称舌骨体）较厚，两个角
从舌骨体向后延伸，而两
个较小的角向内突出，作
为茎突舌骨韧带的附着点。
舌骨通过前文中未提及的
舌骨的提肌，即茎突舌骨
韧带和茎突舌骨肌悬吊在
茎突下方（图3-9）。茎突
舌骨肌起自茎突的底部，
向前下方穿行，最后止于
舌骨体。

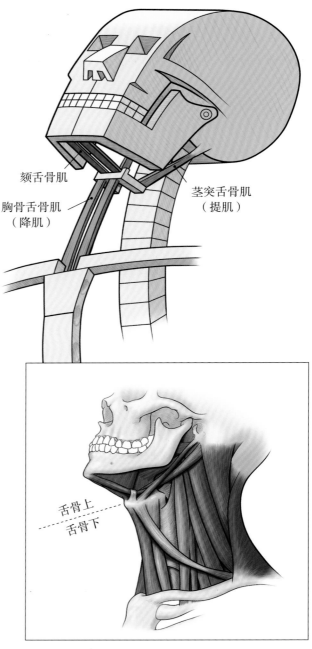

颏舌骨肌

胸骨舌骨肌
（降肌）

茎突舌骨肌
（提肌）

舌骨上
舌骨下

图 3-8　舌骨

舌骨有三个重要作用：第一，作为喉部肌肉的附着点，在吞咽过程中抬高或者降低喉；第二，作为口底肌肉的关键固定点，帮助降低或打开下颌骨；第三，作为舌的固着处，因此被称"舌骨"（图3-8）。

因为舌骨是喉部肌肉网络的中心附着点，所以有时喉部肌肉会从上方支撑和移动喉及舌骨，因此称为舌骨上肌。那些作用于喉和舌骨下方的肌肉，称为舌骨下肌。舌骨上肌主要位于下颌骨和颅的下方，负责上提舌骨和喉，向前移动下颌骨（图3-8）。

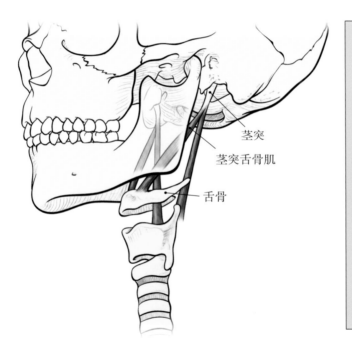

茎突

茎突舌骨肌

舌骨

**舌骨**

舌骨是喉部唯一的骨，具有三个基本的作用：
· 第一，作为喉部肌肉的附着点，在吞咽过程中上提或者降低喉；
· 第二，作为口底肌肉的关键固定点，帮助降低或打开下颌骨；
· 第三，为舌提供了稳定的基础。

图 3-9　茎突和舌骨

## 舌骨和下颌的肌肉

舌骨和喉部的提肌和降肌，与几块附着于下颌骨下方、舌骨上方的外部肌肉，也属于喉外肌。

二腹肌是一条悬索状的肌肉，自下颌骨的内侧缘延伸至颅底的乳突。二腹肌的两个肌腹穿过附着在舌骨侧面的纤维环由中间肌腱相连（图 3-11）。

茎突舌肌起于茎突，附着于舌侧（图 3-11）。

下颌舌骨肌，是一对扁平的扇形肌肉，参与并形成口的底部。其纤维从下颌联合和下颌体的内表面向下延伸，沿着肌腱带的中线在后端与舌骨相连（图 3-10）。

颏舌骨肌位于下颌舌骨肌上方，自下颌联合的内表面延伸至舌骨（图 3-10）。

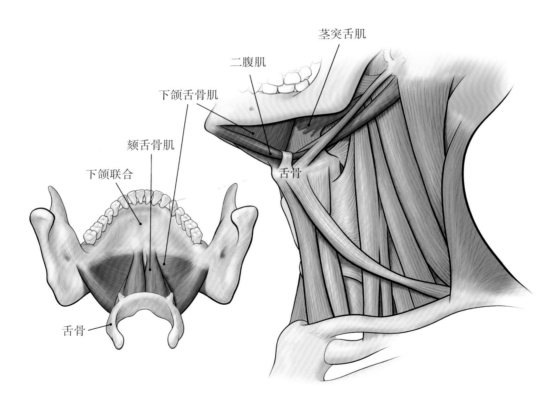

图 3-10　完整的舌骨肌

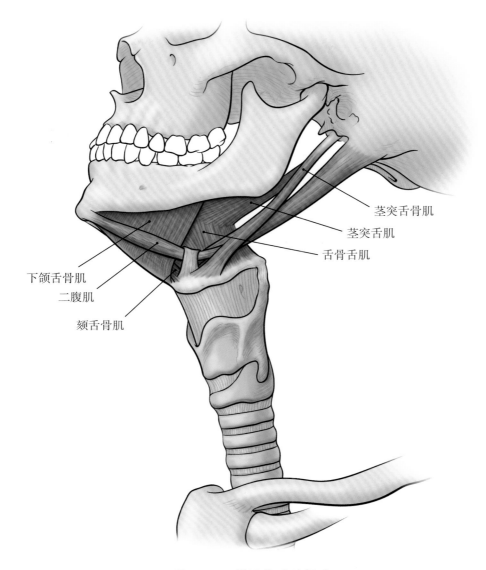

茎突舌骨肌

茎突舌肌

舌骨舌肌

下颌舌骨肌

二腹肌

颏舌骨肌

图 3-11　错误使用的提舌肌

　　这些肌肉有 2 个关键功能：第一，开合下颌；第二，在吞咽过程中，上提舌骨，使舌骨和舌向前移。提喉的颏舌骨肌和下颌舌骨肌常被错误使用，流行歌手因倾向于过度使用这些肌肉，而看起来像有双下巴（图 3-4）。然而，在吞咽过程中，将舌骨向前拉的颏舌骨肌也可能参与到产生高音的过程中。基于颏舌骨肌牵拉的方向，其作用是使甲状软骨前旋，协同环甲肌拉长声带。同时，颏舌肌也辅助甲状软骨前移来扩大咽部。

舌骨下肌主要附着于胸骨，作用是降低舌骨和喉。甲状舌骨肌是胸骨甲状肌的延伸，起自胸骨甲状肌前方的甲状软骨斜线，该肌肉从胸骨甲状肌的前方垂直向上止于舌骨体和舌骨角。包括甲状舌骨肌在内的这些肌肉，统称为"带状（strap）"肌（图 3-12）。

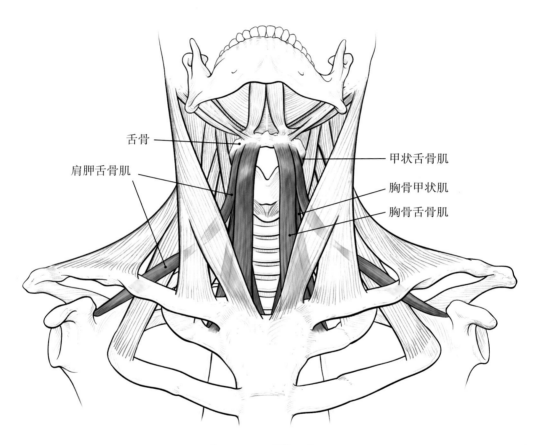

舌骨
肩胛舌骨肌
甲状舌骨肌
胸骨甲状肌
胸骨舌骨肌

图 3-12　"带状"肌
胸骨舌骨肌、胸骨甲状肌、甲状舌骨肌和肩胛舌骨肌都是舌骨和喉部的降肌，统称为"带状"肌

# 第四章
# 口和咽

　　口、咽、喉，作为消化道的开口，在进食过程中起着重要的作用。摄入口腔中的食物通过下颌运动进行咀嚼，并由舌将食团推放到合适位置，然后经喉向下进入食管和胃。由于口和咽同时也是气流通道，因此需要舌、腭、喉的复杂活动来确保食物不会进入气道。

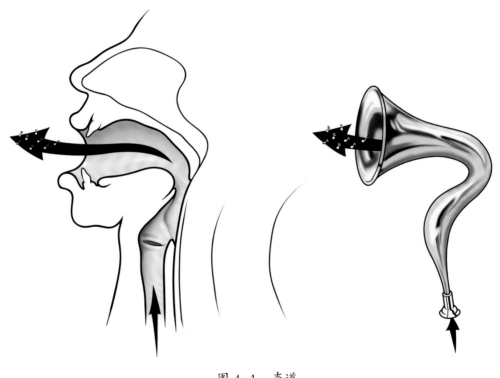

图 4-1　声道

　　由口和咽构成的声道在声音和言语的产生中也起着至关重要的作用。由喉产生的声音，通过声道的塑造，形成不同的元音；再通过唇、齿、舌和腭的阻滞形成辅音，进而产生人类言语中独特、清晰的语音（图 4-1）。

口腔通过顶部硬腭与鼻腔分隔开,与咽和喉相通。咽的长度约为 11.43cm,从颅底延伸到喉底。咽可以分为 3 个部分:鼻咽、口咽和喉咽(也称为下咽部)。鼻咽部分位于鼻后并延伸至软腭;口咽部分从软腭延伸至会厌;喉咽部分从会厌延伸至喉的最低处——环状软骨。在喉咽部,食物和空气的共同通道向下分成前面的气管和后面的食管(图 4-2)。

鼻咽形状不可变,只可供空气流通。相比之下,咽的下 2/3 可以收缩、扩张和伸长,这些运动一开始便是为了吞咽和呼吸而进化,但它们也是发声机制的组成部分,在嗓音的调节中起着至关重要的作用。

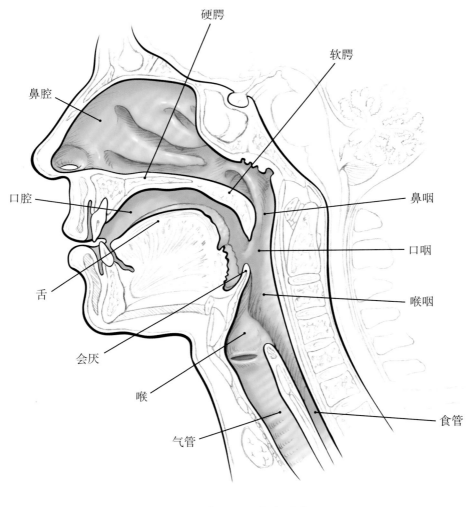

图 4-2 发声器官

## 口咽部肌肉

口轮匝肌是形成口唇的肌肉，口受其保护，并向内通向喉部。颊肌形成面颊的肌壁（图 4-3），起自磨牙上方的上颌骨、磨牙下方的下颌骨及翼突下颌缝。翼突下颌缝是韧带状的组织，也是咽上缩肌的附着点。颊肌的纤维呈水平分布，并不断地与口轮匝肌的纤维融合，作用是压迫颊部来移动食物以便咀嚼。

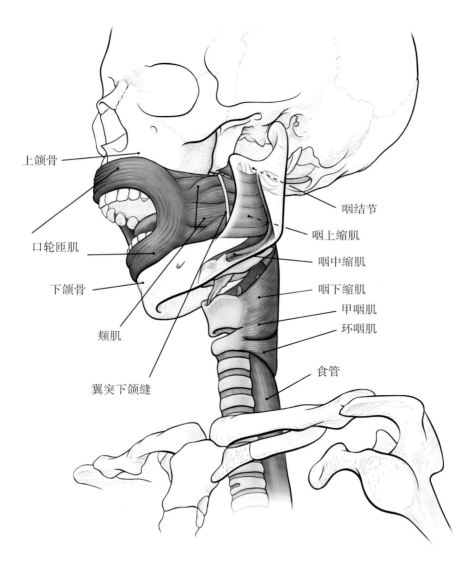

上颌骨

口轮匝肌

下颌骨

颊肌

翼突下颌缝

咽结节

咽上缩肌

咽中缩肌

咽下缩肌

甲咽肌

环咽肌

食管

图 4-3　口咽部肌肉

咽缩肌构成了咽壁（图4-3，图4-4）。咽缩肌起自喉部的两侧，绕到喉的后部沿着咽的中线形成一条缝，称为咽正中缝。咽结节是位于颅底的枕骨大孔前方的一个突起（图3-2），而咽正中缝就附在咽结节的上方。像舌骨和喉一样，咽缩肌也被悬吊在颅底。

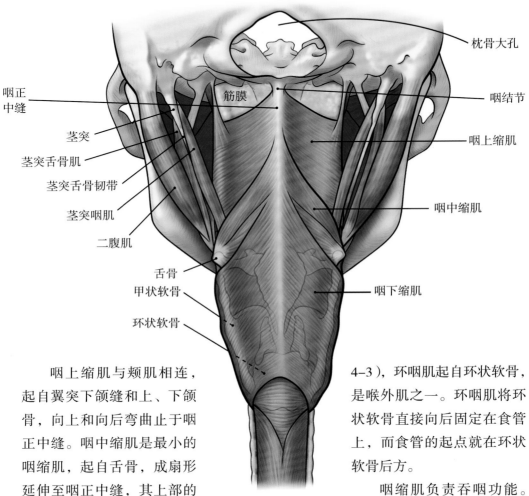

枕骨大孔

咽正中缝

筋膜

咽结节

茎突

茎突舌骨肌

咽上缩肌

茎突舌骨韧带

茎突咽肌

二腹肌

咽中缩肌

舌骨

甲状软骨

咽下缩肌

环状软骨

**后面观**

图 4-4 咽缩肌

咽上缩肌与颊肌相连，起自翼突下颌缝和上、下颌骨，向上和向后弯曲止于咽正中缝。咽中缩肌是最小的咽缩肌，起自舌骨，成扇形延伸至咽正中缝，其上部的纤维与咽上缩肌的纤维重叠。咽下缩肌起自甲状软骨的斜嵴，向上和向后弯曲止于咽正中缝，其上部纤维与咽中缩肌的纤维重叠。咽下缩肌的最低处是环咽肌（图

4-3），环咽肌起自环状软骨，是喉外肌之一。环咽肌将环状软骨直接向后固定在食管上，而食管的起点就在环状软骨后方。

咽缩肌负责吞咽功能。虽然严格地说，这些肌肉不被认为是括约肌，但其在吞咽过程中会依次收缩，将食团向下推送，直到食团到达食管，而食管将以蠕动的形式将食团输送到胃。

## 腭的功能

腭分为两部分：前部的硬腭及后部的软腭（图4-2）。硬腭的主要功能是将鼻腔与口腔分离，从而使婴儿在吮吸时及成人在咀嚼食物时能够经鼻呼吸。

软腭是一片能活动的黏膜皱襞，起着开闭腭咽通道的阀门作用。软腭悬挂在硬腭后面，作为口和咽之间的分界线，是不完全隔离（incomplete septum）。软腭由附着在硬腭后端的腱膜下皮瓣和纤维组织构成，在喉后部形成一种帆状结构（因此软腭又名velum，在拉丁语中是"帆"的意思），该结构被称为腭帆。软腭的肌肉纤维从上向下与之连接，并被黏膜所覆盖。

软腭与膈肌类似，除可以上提或下降之外，还有许多功能。软腭上提时，会压迫咽上缩肌的背部，这个部位被称为"帕萨旺垫（Passavant's cushion）"，从而形成腭咽闭合（图4-5a）。当舌体抬高并挤压软腭时，会关闭口腔和咽的通道，使咀嚼时能通过鼻孔呼吸（图4-5b）。我们通过鼻孔呼吸（过滤、湿润和温暖空气），并经口进食，因此在正常呼吸时舌的状态为基本的"休息位"。当鼻咽通道封闭，舌和软腭也形成口腔封闭时，鼻腔和口腔都与咽隔离，这种情况会在我们屏住呼吸在水下游泳时发生。在这种情况下，水和空气都不能通过鼻腔和口腔进入咽（图4-5c）。在吞咽过程中，先上提软腭形成腭咽闭合，让食物进入咽。然后，软腭下降与上提的舌互相挤压将食物向下推送以完成吞咽的动作。

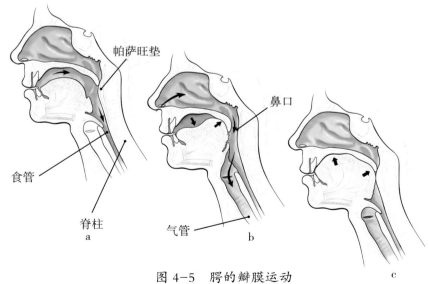

图4-5　腭的瓣膜运动

a. 吞咽时，软腭靠近咽后壁形成腭咽闭合；b. 呼吸时，舌背接触软腭形成的口闭合；c. 游泳时，两个动作结合的目的是封闭鼻腔和口腔通道

# 腭肌

腭由 5 对肌肉支配。腭上方的肌肉作用是拉紧和上提腭（图 4-6）。腭帆提肌较厚，起自颅骨两侧的颞骨，斜向内向下延伸到软腭的中线，与另一侧的肌纤维混合，形成一种支撑软腭的吊索。其功能是将软腭向上、向后移动，使腭咽闭合或关闭鼻口。当我们打哈欠或低沉地发声时，腭就会被提起，因此该肌肉对用嗓者来说至关重要。

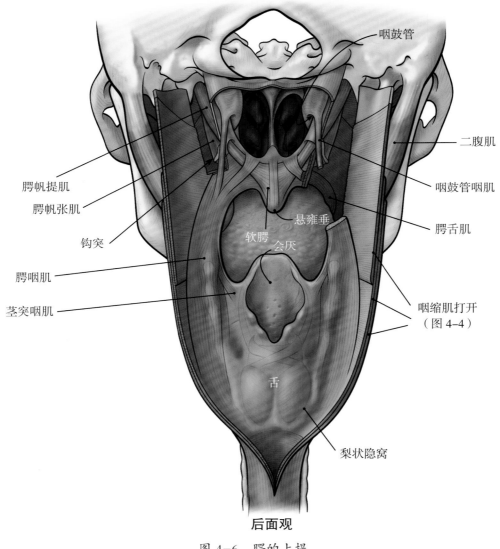

**后面观**

图 4-6 腭的上提

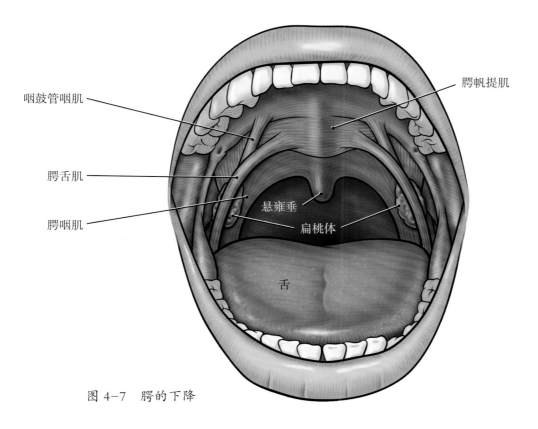

图 4-7　腭的下降

腭帆张肌从颅骨的蝶骨垂直向下延伸，绕过被称为翼突钩的骨突起，从侧面插入腭的腱膜（图 4-6）。由于腭帆张肌水平地插入软腭的腭帆中，因此在吞咽时舌的压迫会使其收缩，从而让软腭的腭帆紧张或变硬。此外，腭帆张肌也是腭上提肌的拮抗肌，辅助形成腭弓。

咽鼓管咽肌是一块小肌肉，起自内耳附近的咽鼓管，向下与腭咽肌纤维连接，参与咽的上提（图 4-6）。

悬雍垂是从软腭上垂下的可见结构，位于硬腭的后部，由肌纤维支撑，几乎没有真正的功能。

腭有 2 对下降肌肉（图 4-6，图 4-7）。从口腔的背面可以看到，悬雍垂的正前方是软腭的两个腭弓（或拱门）。腭舌肌起自悬雍垂两侧的软腭，斜向外下方延伸，止于舌两侧，形成腭舌弓。

而构成了腭咽弓的腭咽肌，起自腭舌肌后方的软腭，斜向外下方延伸与茎突咽肌的纤维相连接，并止于甲状软骨的后缘。在进食和吞咽过程中，腭咽肌和腭舌肌使腭下降。而在吞咽和发声中，其还有助于上提舌和咽。

## 吞咽动作（吞咽）

吞咽是一项涉及舌肌、腭，以及舌骨、咽和喉上下运动的复杂活动。吞咽从口腔准备期开始，在该阶段，食物被咀嚼，然后被舌和颊部放在合适的位置，形成一个小到足以吞咽的团块，称为食团。吞咽的3个阶段可描述如下。

1. 第一阶段，唇和颊部的肌肉收缩，将食物移送到舌上。舌紧贴着硬腭，推送食物通过咽门（软腭的弓形结构）。当腭帆提肌、腭帆张肌和腭咽肌收缩时，牵拉软腭的腭帆向上、向后靠近咽壁，从而使软腭上抬。

2. 第二阶段，当食团经过咽弓时，咽期反射性地开始：一是腭咽闭合防止食物进入鼻腔（腭帆提肌）；二是咽闭合；三是咽缩肌依次收缩；四是喉部被舌肌和舌骨上肌群向前上方牵拉。

3. 第三阶段，食团被运送到食管上端，该处通过蠕动作用输送食物。食管通过松弛－收缩类似波浪的运动推动食团将其运送到胃中。

## 腭弓

言语和歌唱时，腭的运动方式是可变的。但总的来说，歌唱时腭上提或变为弓形。

就像我们前面提及的，从口腔看，腭形成弓形向下延伸到舌和咽。这些弓形可以很容易地从悬雍垂中看到，腭弓位于悬雍垂的顶部。当喉紧绷时，舌会被抬高，下颌也会部分闭合（图4-8b）。相反，当腭弓抬起时，舌下降，喉下降，咽张开（图4-8a）。

腭的收缩和上下运动形成腭弓，并使其抬高。腭与舌、咽和舌骨相对。当腭下降，舌和咽上抬，喉部像吞咽时那样收缩；当腭上抬，舌、舌骨和咽会下降，而喉部呈打开状态。该情况发生在吞咽的第一阶段，以及当我们吸气或打哈欠时。通过少量练习，你就可以学会如何随意地抬高腭弓且有意识地对其进行控制。

形成腭弓对声道形状的塑造有至关重要的影响。下降的腭分隔开口腔和咽腔，形成一个分隔口腔和咽的隔膜。相反，形成腭弓可使口腔与咽腔相联通，成为一个连续的共鸣腔，因此形成腭弓是在歌唱中巧妙地塑造声道的一个关键因素（图4-12a，b）。

歌唱时，鼻孔主要保持开放状态，特别是在产生元音和唱高音时。这意味着此时的腭实际上相当低，并不像歌手经常说的那样高。

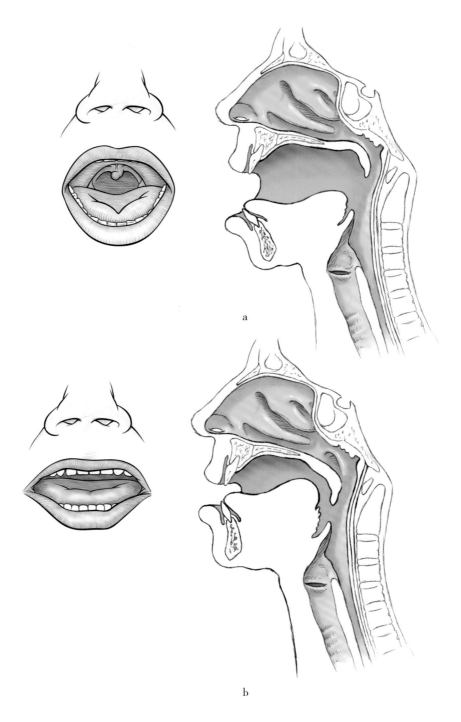

a

b

图 4-8　软腭

a. 上抬；b. 下降

## 舌及其功能

　　舌是由形成舌体或舌背的舌内肌纤维，以及 4 对与舌背相连的舌外肌组成的。舌外肌纤维汇入舌背，并在舌背以外的部位控制舌运动（图 4-9）。舌位于口底，通过舌骨舌肌和颏舌肌附着在舌骨上。舌由纤维隔（fibrous septum）沿着中线划分，并由几层不同走向的肌肉纤维组成。舌的浅层为舌上纵肌，中层由舌垂直肌和舌横肌组成，深层是舌下纵肌。这些舌内肌与舌外肌的肌肉纤维混合在一起形成舌背，特别是位于舌两侧的茎突舌骨肌和舌骨舌肌，以及位于舌下部的颏舌肌。舌内肌这种复杂的纤维排列使舌能够变短、变成凸形或凹形（舌尖上提）、变窄且拉长或变平且变宽。在负责移动和定位舌的舌外肌配合下，这种复杂的纤维排列使我们能够产生语音。

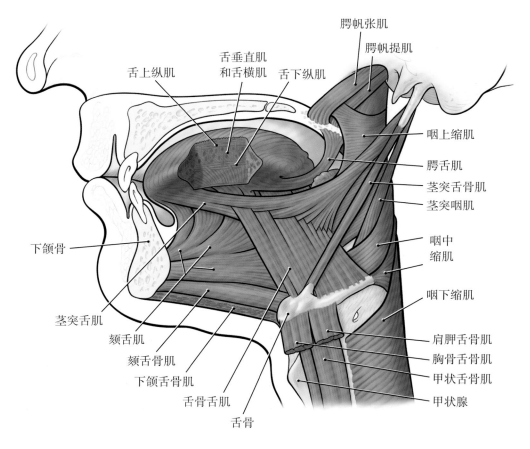

图 4-9　舌及其肌肉

舌外肌位于舌背下，负责使舌向各个方向运动（图4-9）。第一对舌外肌是舌骨舌肌，起于舌骨，垂直向上向前止于舌的侧部。颏舌肌从下颌联合的内侧垂直伸展，在下颌中线的两侧成扇形展开，在舌下沿全舌止于舌骨。茎突舌肌起于茎突，与舌体两侧及舌骨舌肌纤维相连。茎突舌肌把舌向后上方牵拉。腭舌肌起于软腭，向下向前止于舌的侧部，作用是上提舌根，在吞咽时压迫腭。由于舌外肌使舌能够作为一个整体来移动，如吮吸或将食物固定在口中，因此舌外肌在吞咽动作中起着重要的作用。

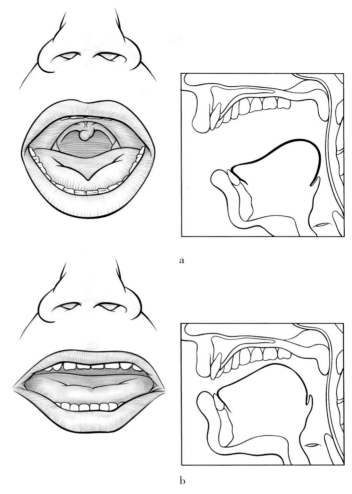

图4-10 舌的位置与喉的状态
a. 歌唱时舌的位置：开喉姿态；b. 舌上抬：闭喉姿态

## 歌唱时舌的位置

开喉姿态歌唱时，发声效果最佳。这意味着，舌必须在口中保持相当低的位置，同时舌尖抵住下牙齿，使舌的前部处于最低位，颌部张开并且处于放松状态。在产生元音"啊（ah）"时最容易体验到这种状态，由于其涉及最少的舌控制，因此是歌唱时的缺省元音（default vowel）。在该放松的位置，舌体也倾向于自然地沿着中线形成一个凹槽（图4-10）。

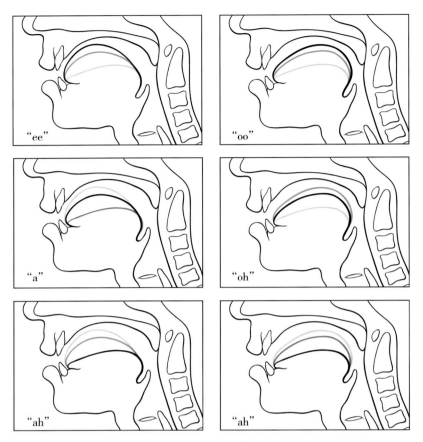

图 4-11 元音形成中舌的位置

在左列中，舌位前移产生所谓的"前"元音（如在英文"hay"中的 ee、a 和 ah）；在右栏中，舌位后移产生"后"元音（如英文中的 oo、oh、ah）

舌在元音形成中起最重要作用。"ah"可以在无须尝试产生元音的情况下产生，而其他的元音则涉及舌位的改变。歌手往往只改变舌位，而不涉及太多的唇和口的改变，以避免造成不必要的张力（图 4-11）。

歌唱时所要求的开放性音质（open quality）也与元音有关。为了歌唱时尽量保持或接近开喉状态，歌手经常会调整元音音色，提高发这些元音时的开口度和暗度（译者注：亮的音色是指声学信号的高频区能量较强的嗓音；暗的音色指低频区能量较强的嗓音），就像我们打哈欠、发元音时产生开喉姿态及相应音质一样。在关闭唱法（covered singing）中［"关闭唱法"又称"掩盖唱法"，指的是调整以关闭状态的声门来关闭（档气）气息的歌唱方法］，喉位置降低，从会厌到声门的空间变大。因此，舌位、元音音色和喉位都是歌唱时发声的关键因素。

## 低喉位及咽扩大

开喉姿势的最后一个要素是喉处于低位。在第三章中，我们了解到一个熟练的歌手在歌唱时并没有明显的喉上抬，而仅通过喉悬吊肌在唱高音时使喉保持在低位。这样可以使喉在歌唱时不受拘束，不会在高音时紧缩。它还帮助喉产生一个稳定的假声和头声。

保持低喉位还有另一种效果，即延长声道并扩宽下咽部，产生了一个更开放的元音音质，使声音听起来更暗，这种音质是古典声乐训练的一个关键部分，主要是由于喉悬吊肌使喉位降低，喉咽空间开阔。负责打开咽部的肌肉之一是成对的茎突咽肌，它们在起点间的距离比止点间的距离更远（图 4-4）。因此，当其向上收缩、扩张喉部时，咽壁将被拉开。喉降肌的作用与其相反，是使喉处于低位的同时，使喉部变宽，让声道延长（图 4-12）。

延长和扩宽这部分声道是调节嗓音最重要的因素之一。声带振动产生的声音是一种复合音（complex tone），由一个基频（或音高）和若干泛音组成，这些泛音赋予了该音调丰富而复杂的音色。喉上方的腔体作为个性声源的可调节的共鸣器，加强了某些频率的泛音，减弱另一些频率的泛音。特定形态的声道有特定的共振频率

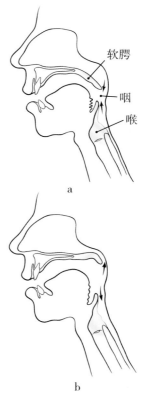

图 4-12　咽的位置与喉的运动

　　a. 高位咽，喉收缩；b. 低位咽，喉打开。注意在 a 中，软腭和喉相向而动，咽缩短；b 中，软腭和喉相互远离，咽变长

（resonance frequencies）和声音信号，喉位较低、喉室较宽的声道形态能产生日常言语无法产生的共振频率，与喉的振动频率完美匹配，产生响亮饱满，有穿透力的歌剧嗓音（operatic voice），透过管弦乐队的奏乐声，在大空间中仍被听清。这种音乐也被称为具有"歌手共振峰（singer's formant）"，受到古典音乐和歌剧歌手赞赏，习得这种音色是他们训练的重要目标之一。

虽然面部骨骼和肌肉在发声中不直接起作用，但它们仍然是人体的发声"乐器"的重要组成部分。主要原因有以下几点：首先，面部肌肉是沟通和表达的器官。其次，协调的面部肌肉是"激活"发声的重要组成部分。相反，面部张力下降、张口睡眠、费力用声、软腭下垂常会弱化发声功能。许多用嗓者如长时间存在以上情况会出现喉部紧张和其他发声问题。保持面部肌肉的活力是激活人体发声"乐器"所必需的，这是很多职业歌手深谙的，他们步入老龄时，面部肌肉仍能保持健康的张力。然后面部肌肉运动张力对发声功能有直接影响，与喉部有间接的联系。因此学会保持面部肌肉活力来调节发声，对整个喉部生理有重要影响。

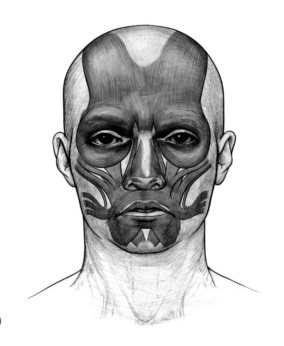

图 5-1　面部肌肉
（未指定具体肌肉部位）

面部肌肉不像其他骨骼肌那样附着于骨与骨之间。大多数情况下，面部肌肉起于骨或软骨，延伸到表皮或皮肤组织，与其他肌肉的纤维混合，以使面部肌肉能够通过移动皮肤来产生面部表情，能够使皮肤和面部组织收缩或产生皱纹，也能够通过眼周围区域的运动来移动和收缩瞳孔。尤其是唇周围区域、眼眶外侧边缘区域及两眼之间的区域是肌纤维的汇合处。由于面部肌肉常常重叠在一起，并且与覆盖面部和颈部的筋膜相连，因此它们形成了一块可移动的覆盖整个面部的结缔组织（图 5-1）。

## 面罩

也许是因为歌手在鼻区能够感受到振动，因此面部区域（通常被称为歌手的"面罩"区域）被视为关键的嗓音共鸣器之一。面罩区域主要由上颌骨、鼻骨和额窦所在的额骨下部组成，歌手在歌唱的时候通常可以感受到这个区域振动（图5-2）。虽然鼻骨和鼻腔实际上都没有参与嗓音的共鸣，但练习将嗓音"放置"在这个面罩区域内可以影响喉的功能，使嗓音更集中、更有穿透力。

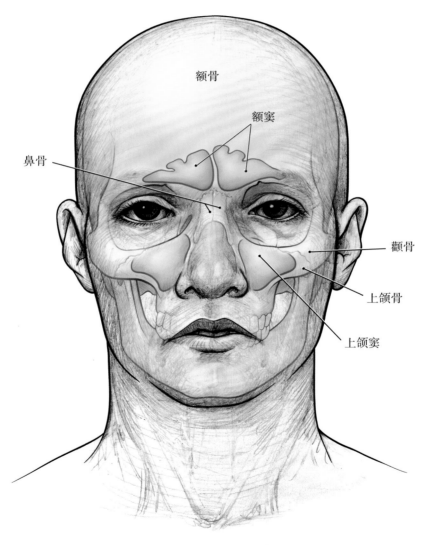

额骨

额窦

鼻骨

颧骨

上颌骨

上颌窦

图 5-2　面罩

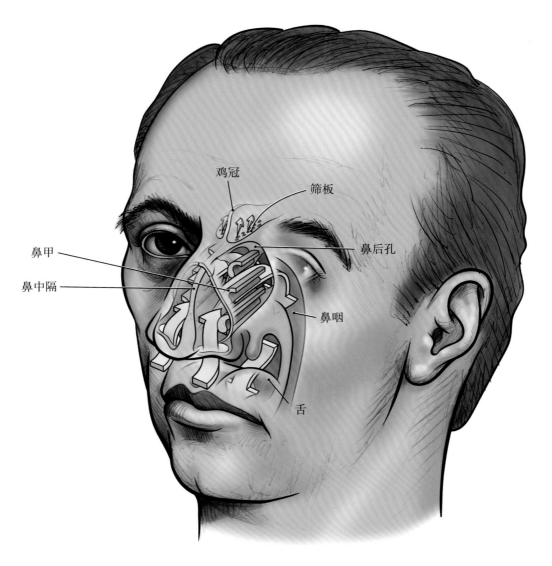

图 5-3　鼻腔

## 鼻孔和鼻腔

鼻孔是正常呼吸的主要通道。鼻孔向后通向鼻腔（也可称为鼻窝），鼻腔由颅骨的翼状鼻甲骨组成，被隔膜分隔成两个独立的空腔（图 5-3）。鼻腔有嗅觉作用、呼吸作用和共鸣作用，鼻腔内覆有血管丰富的黏膜。鼻孔在鼻腔的后部向后通向鼻咽。鼻孔除了具有感觉器官的功能，还可以湿润、过滤和温暖吸入肺部的空气。

## 鼻孔的肌肉

吸气时需要扩大和活动鼻孔，这些动作也趋于使喉咙打开。鼻孔包括 3 对扩张肌和 3 对收缩肌（图 5-4）。提上唇鼻翼肌，来自拉丁语 "elevator of the upper lip next to the nose" 意为 "鼻旁上唇提肌"）起自上颌骨靠近眼眶内缘的上半部分，斜向外下方延伸，部分肌纤维与上唇相连接，另一部分肌纤维则与鼻翼（鼻孔的翼状部分，来自拉丁语 "Ala"，意为 "翼"）软骨相连。其作用是上提上唇并上提和扩张鼻翼，就像做一个冷笑的表情。

鼻孔扩张肌分为前、后两部分，主要作用是扩张鼻翼。其后部位于提上唇鼻翼肌下方，起于上颌骨的鼻切迹边缘（图 5-7），在近鼻孔前缘处止于皮肤深部。鼻孔扩张肌的前部经下侧鼻翼软骨表面至鼻孔前下缘，止于鼻孔扩张肌后部的前方。

鼻肌是鼻孔的收缩肌，包括横部和翼部。鼻肌横部位于外鼻下部的两侧皮下，提上唇肌深面，起自上颌骨尖牙及侧切牙的牙槽，肌纤维先斜向外上方延伸，然后绕过鼻翼逐渐增宽，弯向内方，在鼻背与对侧借腱膜相连，收缩时使鼻孔缩小。鼻肌的翼部（在《格氏解剖》中，指位于鼻翼降肌外侧部分）同样起自上颌骨，但其起点位于鼻肌横部起点下方，止于鼻中隔和鼻翼的后部。鼻肌有下拉和收缩鼻孔的作用。

降鼻中隔肌（在《格氏解剖》中，指位于鼻翼降肌的内侧部分），起于上颌骨鼻下部，与鼻肌翼部一样汇入鼻中隔和鼻翼的后部，起到下拉和收缩鼻孔的作用。

鼻孔压肌是一块微小的肌肉，起于鼻翼的软骨，并附着在鼻尖的皮肤上，能下拉鼻软骨，以收缩鼻孔。

这些肌肉的活动与歌唱时软腭的活动和喉的打开有关。收缩鼻孔往往会导致软腭位置下降，形成与吸气有关的扩张鼻孔或类似冷笑的动作，趋于抬高软腭和扩大喉。想象冷笑和闻到刺鼻味道时的表情，注意这些动作是如何活动和扩张鼻孔，以及是如何帮助打开喉的。

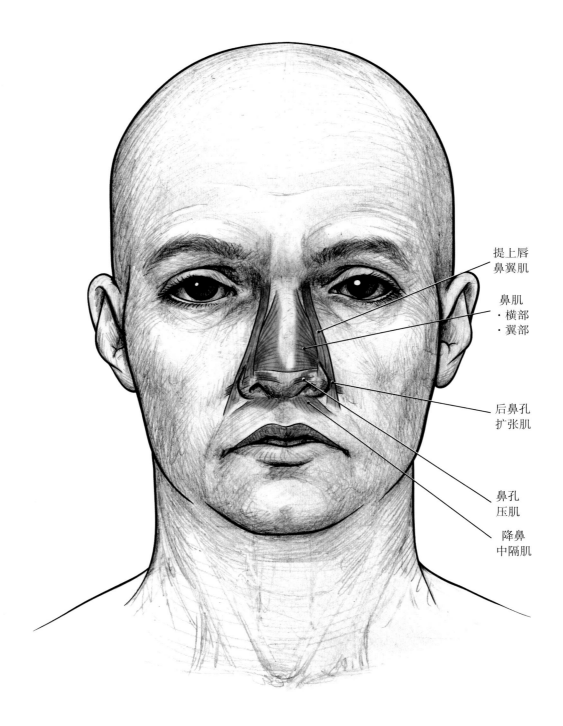

提上唇
鼻翼肌

鼻肌
·横部
·翼部

后鼻孔
扩张肌

鼻孔
压肌

降鼻
中隔肌

图 5-4　鼻部肌肉

## 眼部和前额

眼是感觉器官，同时眼能够表达情绪、交流情感，正因为这样的原因，眼对发声器官而言是至关重要的。而眼和前额的肌肉如图所示（图5-5）。额肌是前额部的重要肌肉，能将头皮向后拉，抬起眉毛并皱起前额。额肌起自帽状腱膜（帽状腱膜为覆盖于颅顶上部的大片腱膜结构，前连于额肌，后连于枕肌），止于眉毛上方的皮肤。额肌肌纤维连着皱眉肌，降眉间肌和眼轮匝肌。后方枕骨处还有另一部分额肌肌肉组织（未画出）。

皱眉肌位于眉毛之间，起自眉毛内侧，或额骨的眉嵴，向外止于眼眶上方的皮肤，可使前额产生垂直的皱纹。

降眉间肌同样位于眉毛之间，但其起自鼻骨下缘和侧鼻软骨上缘的筋膜，并止于额下的眉间皮肤深层，作用是把眉毛牵拉在一起，产生皱眉动作。

环绕眼睑和眼眶的是眼轮匝肌。外围是眼轮匝肌眶部，内部是眼轮匝肌睑部，覆盖睑板。眼轮匝肌眶部向上延伸至眉弓，内侧肌纤维跨过鼻侧。眼轮匝肌以睑裂为中心环绕眶缘和眼睑成环形走向，外侧延伸至颞颧部。眼轮匝肌的功能是眨眼和保护眼睛周围的区域，并和皱眉肌一起收缩使得眼睑随意闭合（瞬目）。眼轮匝肌睑部的主要作用是闭眼。眼轮匝肌眶部持续收缩往往会导致持续闭眼（眼睑痉挛），并牵拉眼睑上方的眉毛。

因为我们在交流时所伴随的面部表情变化及眼神，所以习惯性的皱眉、忧虑表情、严肃表情等行为会使眼睛失去神韵和表现力，也在无精打采或声嘶力竭时出现。眼轮匝肌由于眯眼和紧张而习惯性地收缩，因此当我们集中精力工作或坐在电脑前时，我们往往会变得目不转睛或昏昏欲睡，此时会出现眼神呆板，眼周围的肌肉张力降低的情况。相反，当我们处于放松和良好的精神状态时眼神常常是柔和、明亮的，此时精神状态更积极，发声器官也更有活力。虽然眼睛与微笑有关，但最好的使眼睛有神韵的方法不是强迫自己微笑，而是以下方法：思考一些幽默或感人的事情，与别人进行眼神交流或专注地观察某个物体等。

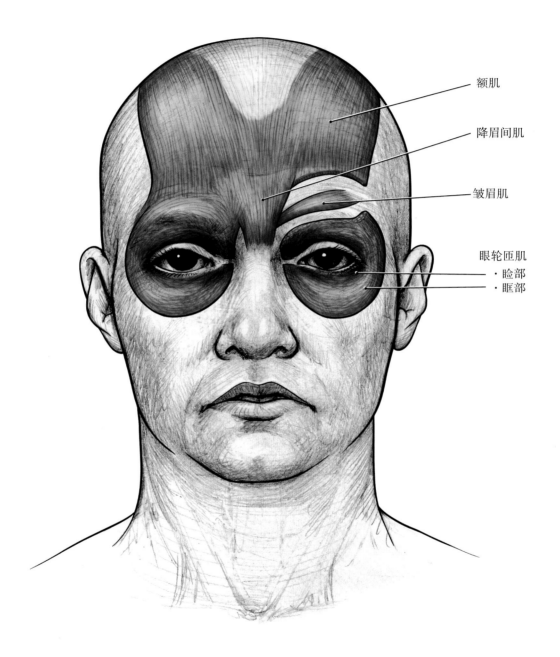

额肌

降眉间肌

皱眉肌

眼轮匝肌
·睑部
·眶部

图 5-5　眼和前额的肌肉

## 面颊

面颊肌肉也与激活人类发声"乐器",使音色更集中有关。面颊周围与上唇上方区域的几块肌肉都与面部表情有关,如表现悲伤和大笑(图5-6)。提上唇肌起自颧骨和上颌骨组成的眶下缘处,向下和向内走行,汇聚到唇周围的肌肉纤维中,作用是提上唇。

提口角肌起自上颌骨尖牙嵴(颊骨或颧骨开始突出的地方),向下汇合到唇周围的口轮匝肌和颧大肌的肌纤维中。提口角肌作用是上提口角。当你皱鼻时,可感觉到此肌肉和其他提肌一起使眼下方的面颊肌肉聚集到一起。

颧小肌起自颧骨,斜向内下走行与提上唇肌一起汇入到口轮匝肌的肌纤维中,作用是将口上提和略向后拉,如同表达悲伤的情绪。

颧大肌起于颧骨弓,在颧骨弓处弯曲形成面部的外侧面,斜向内下走行,汇入提口角肌和口轮匝肌,作用是将口角向后拉,如笑时一样。

随着年龄增长面部肌肉会渐渐失去表现力,可以通过睁大眼睛、咧开嘴或鼓起脸颊来调节面颊肌肉。调节眼睛和面颊肌肉有助于激活悬吊喉部的肌肉,以及把声音共鸣位置调动到前部,从而产生更明亮的音色。同时,调节眼和面颊肌肉也有助于使面部肌肉到老年时仍能保持正常的肌张力和年轻的肌肉状态。当眼和面颊的肌肉肌张力降低时,可以感受到面部和下颌两侧附近的肌肉组织变得松弛,进而更容易打开并调整腭部和喉部肌肉。

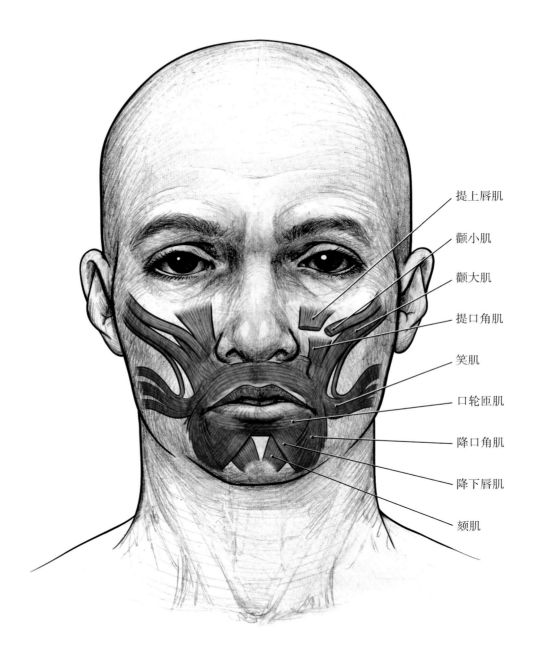

提上唇肌

颧小肌

颧大肌

提口角肌

笑肌

口轮匝肌

降口角肌

降下唇肌

颏肌

图 5-6　颊和口部的肌肉

## 下颌骨和颞下颌关节

下颌骨是面部最大的骨（图 5-7）。下颌骨分为下颌体和下颌支，两侧下颌体在正中联合，形成了下颌的颏部。下颌体是下颌的主体，由下颌体向上延伸形成的关节和肌肉附着处是下颌升支，下颌支的前面为冠突，后面为髁突。冠突是颞肌的附着点，而髁突则与颞骨下颌窝形成颞下颌关节的一部分。

颞下颌关节正好位于外耳道（即耳的开口处）的前面（图 5-7）。下颌窝是在这个开口前面的一个凹陷。髁突位于下颌窝中，其转动时带动下颌部的转动。此外，髁突也可以相对于下颌窝向前滑动，因此下颌骨可以作为一个整体前后移动。当一侧髁突向前移动，另一侧髁突向后移动时，下颌骨做研磨运动。

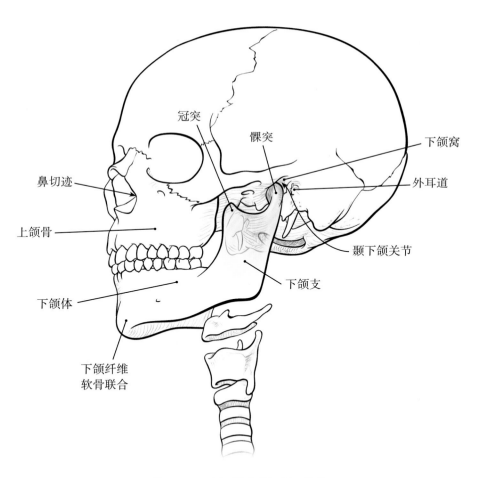

图 5-7　下颌骨和颞下颌关节

颞下颌关节是球窝关节。在下颌窝和髁突间有一块软骨，称为关节盘。此关节盘成卵圆形且两面凹陷，其下表面容纳髁突，髁突能够在关节盘内转动，从而进行下颌骨的转动（图 5-8a）。然而，这个关节盘并不固定在颞骨上，并且由于其上表面有滑液起到润滑的作用，因此关节盘可以带动髁突和下颌相对于下颌窝向前滑动（图 5-8b）。

颞下颌关节实际上是两个关节：由髁突与关节盘形成的屈戍关节（或称滑车关节）和由关节盘与颞骨形成的滑车关节。整个颞下颌关节都有滑液润滑且被封闭在关节囊内，关节囊被内外侧韧带加强。起自颞骨茎突并延伸至下颌角的茎突下颌韧带也对关节起到支持作用未图示。

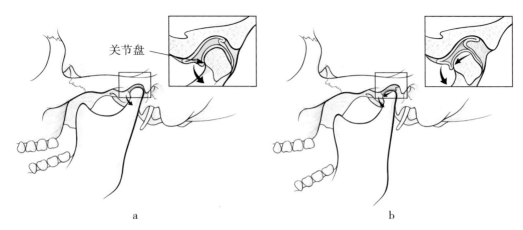

关节盘

图 5-8　下颌的运动

a.说话时下颌骨部分张开：下颌骨的髁突在关节内转动（向下箭头），并不向前移动；b.歌唱时下颌张大：下颌骨的髁突相对于颞骨向前移动（向前箭头），同时在关节内转动（向下箭头）

## 歌唱时下颌骨的位置

人们进行正常讲话时下颌骨不需要打开得非常大。并且，此时下颌骨的髁突在关节盘内转动，并没有其他运动发生。然而，为了歌唱，我们需要更充分地张开下颌骨以避免声音被阻塞并创造足够大的口腔空间来进行有效的共鸣。在这种情况下，下颌骨的髁突不仅要转动，还必须要向前滑动。否则髁突会被卡住，导致下颌不能自由打开（图 5-8b）。当髁突向前滑动时，你可以在耳的前下方感觉到出现一个凹陷。然而很多用嗓者并不习惯将下颌骨自由打开，反而更愿意收紧或回缩下颌骨。

## 下颌肌肉

在 3 对肌肉的作用下，上、下颌骨做咬合、咀嚼和研磨运动（图 5-9）。颞肌是一种宽而有力的肌肉，广泛地起自颞骨颞窝处，肌束如扇形向下汇聚，通过颧弓的深面，止于下颌骨冠突的肌性部分，主要负责下颌骨的咬合运动（即使上、下颌骨闭合）。咬肌起自颧弓的下缘和内面，肌纤维斜向后下走行止于咬肌粗隆（下颌支外侧面下端的一粗糙面，为咬肌附着处），收缩时上提下颌骨并向前牵引下颌骨。

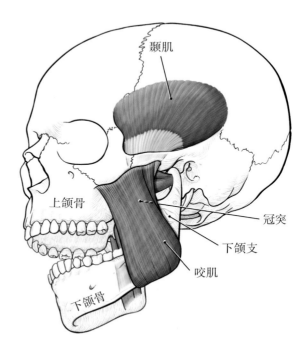

翼内肌和翼外肌起于颧骨和颅骨的腭部，翼内肌止于下颌支和下颌角，收缩时上提下颌骨，并使其向前运动。翼外肌止于颞下颌关节的纤维软骨，是使下颌向前运动的主要肌肉，翼外肌同时收缩产生张口运动，一侧收缩则使下颌骨移向对侧。翼内肌和翼外肌交替收缩使上下颌做研磨运动。3 对下颌肌肉共同作用会使上、下颌骨做咀嚼和研磨食物的运动。

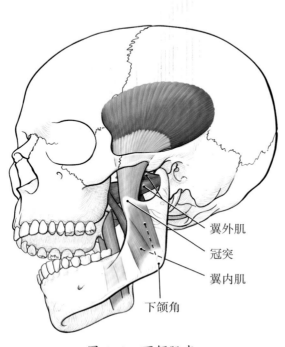

图 5-9　下颌肌肉

使下颌骨张开的 3 对肌肉，都位于下颌的底部（图 5–10）。二腹肌位于下颌骨下方，有前、后两个肌腹，以中间腱相连。二腹肌起于乳突切迹，穿过舌骨上的环状结构，止于下颌骨，功能为降下颌骨和上提舌骨。下颌舌骨肌是位于二腹肌前腹深面的三角形扁肌。起自下颌骨的下颌舌骨肌线，止于舌骨，可以上提舌骨或降下颌骨。颏舌骨肌位于下颌舌骨肌深面，作用为上提舌骨，当舌骨固定时，可降下颌骨。下颌舌骨肌和颏舌骨肌形成下颌的底部，有时被称为"下颌的隔膜（diaphragm of the jaw）"（图 5–11）这些肌肉将下颌骨与舌骨联系起来。歌手们通常在尝试放松下颌时，将注意力集中于关闭下颌肌

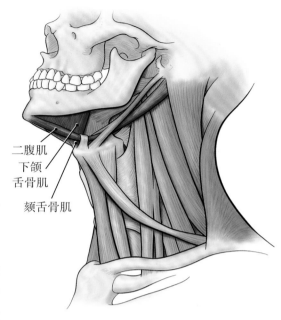

二腹肌
下颌舌骨肌
颏舌骨肌

图 5–10　降下颌的肌肉

肉，但是下颌肌肉作为附着在舌骨上的喉部肌肉组织的一部分，当喉部肌肉张力增高时，这些下颌肌肉也会变得紧张，因此放松下颌肌肉的关键其实是放松喉部肌肉。

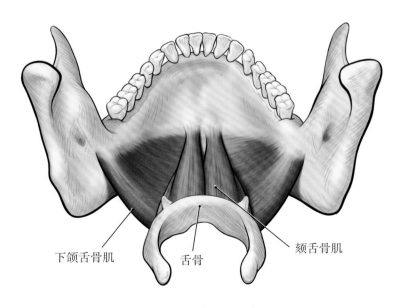

下颌舌骨肌　　　舌骨　　　颏舌骨肌

图 5–11　下颌的隔膜

# 第六章

# 喉部的进化及功能

　　由于喉非常适合发声，以致于对人类喉部稍有研究的人都会认为喉部不同寻常且工巧错综特征都是为了这个精妙发声而进化的。事实上，喉进化出的大部分特点不只是为了口语交流。为了更好地理解喉部在解剖结构和发声方面的"设计"，我们将在本章介绍喉和嗓音进化的几个阶段。

## 喉的起源

　　在可以呼吸空气的鱼类中，喉最初的功能是为了保护气道。众所周知，鱼类并不呼吸空气，而是在吸收水流过鳃时水中所含有的氧气。然而，某些鱼类，进化出了肺泡或肺小泡或鳔，所以它们可以在浮出水面或者旱季生活在淤泥里时进行呼吸。这些肺泡或肺小泡或鳔（lung sacs）通过一个短的通道与咽部底端相连。为了防止水或食物进入这个气体通道，其开口处有一个简单的类似阀门的结构，或者说是一个环形的括约肌，当鱼在水底或者进食时，这个括约肌会收缩关闭通道（图6-1）。尽管人类的喉已经在这个最初的结构上有很大的进化，但其仍然有关闭、保护气道的类似括约肌的作用。

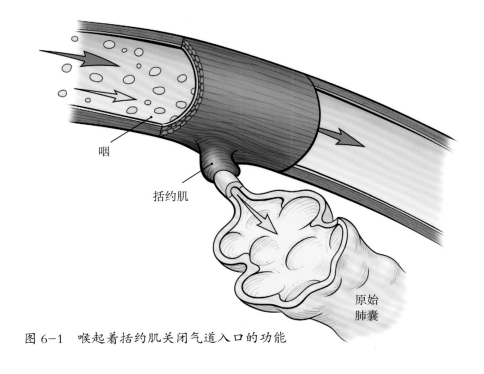

咽

括约肌

原始
肺囊

图 6-1　喉起着括约肌关闭气道入口的功能

## 喉的软骨及肌肉的进化

有肺的鱼类无法主动地打开喉部括约肌；当需要空气时，仅需放松括约肌以使空气进入肺部。然而，陆地动物需要更加主动地控制声门的打开和闭合。对于通过抽吸（suction）方式呼吸的动物来说，这个功能是必需的，由于胸腔的抽吸运动会吸合声门，所以为了保持声门打开，就需要肌肉来对抗声门因胸腔抽吸而合拢的运动。

在具有精密喉结构的哺乳动物中，这些变化是分几个阶段进行的。首先，附着在括约肌附近的肌纤维改变了方向，这样它们就可以主动拉动声门边缘，使之扩张或打开（这便是环杓后肌的雏形）。接着，软骨沿着声门边缘出现，为开大肌提供附着点，使得这些肌肉能更有效地产生拉力（图6-2）。

侧面软骨的一部分在声门的后方融合成杓状软骨，并且为声带提供附着点；其他部分的软骨在气管上端融合成环状软骨。杓状软骨与环状软骨形成关节，当杓状软骨旋转时，声门的边缘可以主动自如地打开。

甲状软骨在进化过程中是作为环状软骨的产物而出现的。最初这两块软骨融合在一起，但是在高级哺乳动物中，甲状软骨与环状软骨独立且彼此间形成了铰链。因为目前甲杓肌前端连接在甲状软骨上（而非环状软骨），所以甲状软骨相对于环状软骨的运动可以收缩声门并促使其闭合。

随着杓状软骨及辅助其运动的肌肉的出现，目前声门是通过3组肌肉运动实现闭合，一组肌肉运动实现打开。甲杓肌形成了声门的边缘，收缩时可以直接关闭声门。另外2组肌肉，即环状软骨两侧的环杓侧肌和后方的杓横肌，拉动部分杓状软骨使其彼此靠近从而关闭声门。尽管这3组肌肉较之最初的形态上有所改变，但是它实现的仍是关闭声门的括约肌的功能；环杓后肌则实现打开声门的功能（图6-3）。

当代哺乳动物的喉部已经具备了很多我们人类的喉所具有的基本特征，例如为开闭声门的肌肉提供支架的杓状软骨、甲状软骨及环状软骨。环杓后肌使声带外展，甲杓肌协调声带张力；环杓侧肌及杓横肌使声带靠拢；环甲肌则拉长声带。现在，喉部开合自如，既能保护气道又能保证呼吸，此外还非常适合发声。

## 喉外肌及吞咽

喉外肌的另一个重要作用体现在吞咽中。在多数爬行动物中，喉位于咽的底端，所以当囫囵吞下食物时通道不会被堵塞住。在陆生动物中，喉后端向上倾斜，故而气道与口位于同一直线上，这就使得气管与食管彼此平行。这种情况下，虽然更易获得持续的空气供给，但是也增加了食物误吸的风险，因为开放呼吸道时与食物通道相连的范围更大了。为了在吞咽过程中保护呼吸道，喉不仅需要闭合，还被舌骨上肌群上拉至舌下方。而在蛇身上，喉被直接提到牙齿的位置，所以气道甚至可以在其缓慢吞下被捕食的动物时仍然保持完全开放的状态。

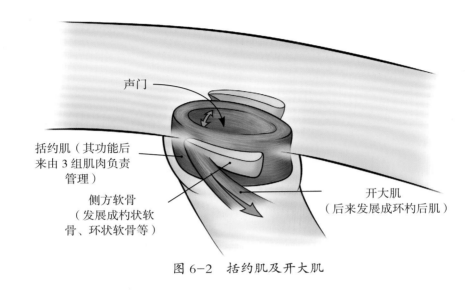

图 6-2　括约肌及开大肌

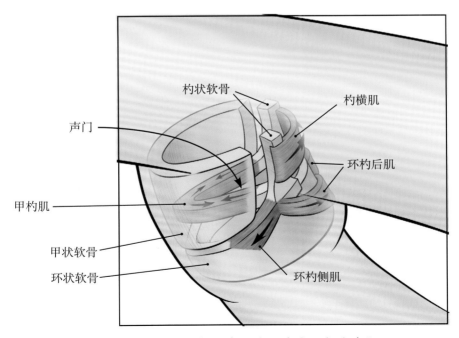

图 6-3　扩张和关闭呼吸道的肌肉的进化

## 腭、会厌及鼻通道

在所有需要呼吸的动物中，鼻通道与呼吸道相连，故而吸入和呼出肺部的气流可以将分子带进嗅觉器官。在爬行动物中，经鼻吸入的空气直接进入咽部（图6-4a）。哺乳动物为了将食物和呼吸通道隔开，而在鼻腔和口腔之间进化出了次生腭（secondary palate），使得它们能在呼吸时进行咬或者咀嚼（图6-4b）。这种进化对于需要长期进食的食草哺乳动物和哺乳期的婴儿来说非常重要，因为它们需要在进食时仍保持呼吸通畅。为了能在呼吸时进行吞咽，食草动物在喉前方发育出了一个片状物，或称会厌。会厌沿着喉的侧面围成高高的一圈，这使得它们在液体食物流过喉的侧面进入食管时不会将其误吸入呼吸道（图6-5）。

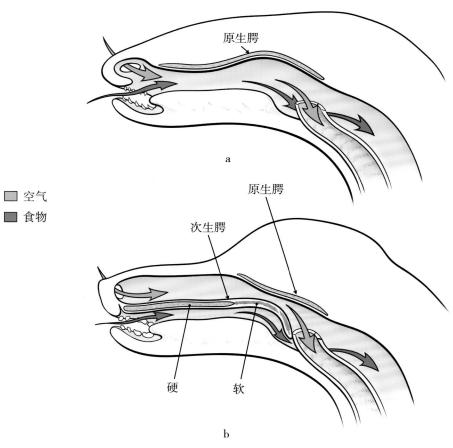

图 6-4　腭和鼻腔与口腔的分隔
a. 爬行动物；b. 哺乳动物

会厌可以和腭直接接触，使气流通过鼻腔而非口腔进出，这样即使在进食过程中，仍可获得持续的嗅觉刺激（这点与普遍观念相反，会厌主要功能不是防止食物进入喉，这是喉本身的功能）。现在，人类的会厌因为并不再与腭相连，所以它失去了最初的功能，但我们仍主要通过鼻腔进行呼吸。

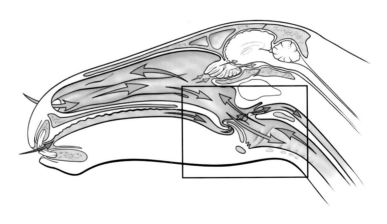

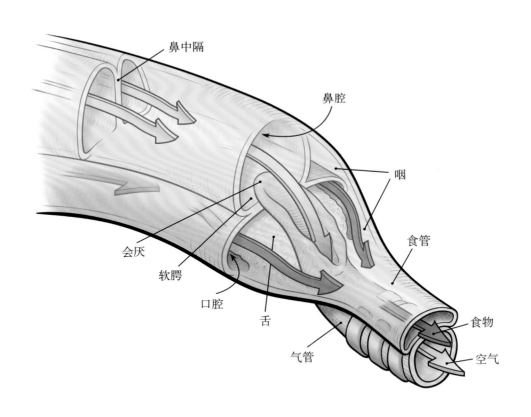

图 6-5　食草动物的会厌与腭
展示会厌与腭相连并阻断口呼吸

## 声带的构造

在喉作为发声器官的进化中，另一个重大的改变是随着甲杓肌分割成上、下两层皱襞而出现的。四足动物需要在奔跑时有稳定的空气供给；奔跑动作并不完全需要费力地使用前肢来实现。然而，对于生活在树上的动物来说，它们必须使用有力的前足来悬挂或摆动自己，但这种使用前肢的方式会对肋骨形成极大的拉力，为了让前肢肌肉维持躯干在扭曲面的稳定，肋骨必须被固定。为实现这个目的，甲杓肌就被分割成上、下两个部分。

上方的皱襞方向朝下，因此其在肺部充满空气时能发挥防止气体漏出的出气阀的功能（图6-6a）。当肺部充满气体时，可以尝试通过收缩肋部和腹部肌肉来增加胸廓内压力（这在排便或分娩时非常有用，还可通过增加胸廓内压力并突然释放空气来进行咳嗽）。

下方的皱襞方向朝上，发挥着防止空气进入肺部的进气阀功能（图6-6b）。这样即便是在肋骨被向上拉时，也有可能通过将气体排出肺部再收缩下方皱襞来形成胸腔的真空状态，以防止肋骨上移，为上肢肌肉的运动创造锚点。现今的声带起着防止气体进入和流出肺部的双重阀门作用，同时还扮演着胸廓压力调节器的角色。

喉部作为发声器官而言，甲杓肌进化出双重皱襞是一个重大改变。上层皱襞对发声并不起作用，因此被称为喉室带或假声带，其作为出气阀在增加胸腔压力方面具有重要作用。下层皱襞——声带，因为其可以振动发声，防止气体流入肺部，但不阻止气体流出肺部，这也就使得它们非常适合自由振动，并且可以被精细控制从而产生较宽的音高、音量范围及不同的声区（图6-6c）。而猴子或其他非人灵长类动物声带的边缘薄，声音的听感非常尖锐。当原始人类开始直立行走，声带需要更加圆润的边缘，并使声带更加适合发声。

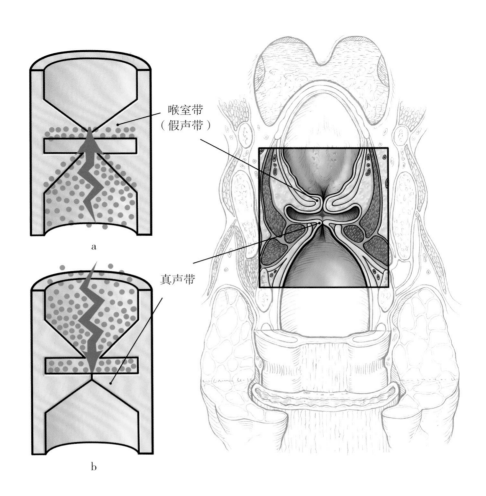

喉室带
（假声带）

真声带

a

b

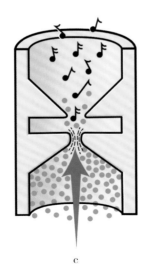

c

图 6-6　喉冠状面

　　a. 和 b. 展示了进出阀门（假声带和真声带）；c. 真声带并不阻止气体流出，可以振动发声

## 咽部、直立姿势及人类言语

在嗓音的演进发展中另两个必须提及的进化部位是构音器官和人类的咽。在需要对食物进行咀嚼处理的动物中，进食通道和呼吸通道相互分隔。并且，它们还需要灵活运动的面颊、舌和唇将食物保持在牙齿之间。能够在巨大的口腔及咽腔中进行这一系列运动，使得人类发各种元音和辅音成为可能，因为舌、腭、唇甚至喉本身在构音时需要能够自如地活动。当动物在树上生活时，视觉开始代替嗅觉成为首要的识别捕食者的方式。此时气体不再需要完全经鼻进出，会厌也与腭分隔开了，使这些器官从呼吸和进食功能中脱离出来，更自由高效地参与发声和构音。

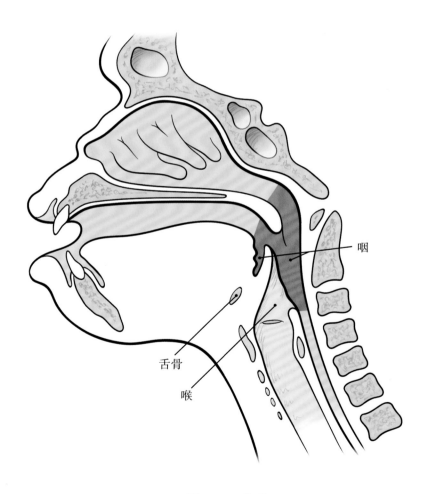

咽

舌骨

喉

图 6-7　猿喉

在进化过程中，咽的延长形成了发声系统的另一个重要的特点。大部分哺乳动物虽然可以调整口、唇形态（在吠叫或尖叫的动物中），但不能调整咽部形态。猿类，因其舌骨和喉靠近口，咽部太短而不利于有效地发出语音或持续地发声（图6-7）。但在人类身上，吻突消失并被鼻所替代，舌体延伸至咽喉下方。由于舌骨和喉是舌的基座，并被移到了更下方的位置，就使得人类的咽比猿类长。如果完全直立的姿势使得舌骨和喉能够更向下移动，创造出了更长的咽部，那么人类这种喉的下移可使咽部更好地实现共鸣、言语和持续发声的功能（图6-8）。虽然我们在吞咽过程中仍然会上抬喉以保护气道，但是更低位的喉对于歌唱和言语非常重要。

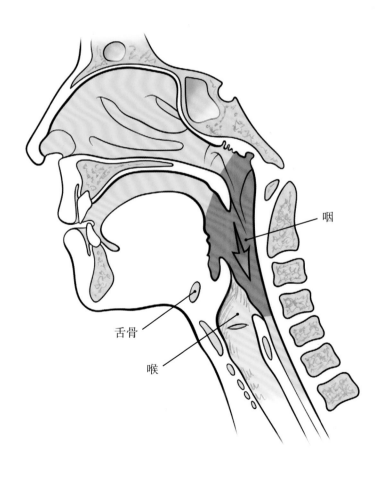

图 6-8　人类喉

# 结　语

人类嗓音是自然界最伟大的奇迹之一。如我们所见，人类的发声器官由多个结构组成，包括呼吸系统、喉、咽、声道、颜面部和下颌部。

喉是主要的发声器官，但是如果没有来自肺部的气流，我们将无法发出声音——这是使声带运动的动力源。

参与发声的第二个结构是喉，其包括声带的外围组织和声带本身。在这里，我们得以将我们的声带靠拢、分离、伸展、绷紧或收紧。这些动作是由喉内肌产生的。尽管喉内肌十分复杂，但是当我们分析其发生的运动及不同的肌肉如何产生这些运动时，会发现所有的结构与运动都是有理可循的。

喉本身悬吊在由肌肉组成的网络（有时称为喉外肌）中。当我们吞咽时，这些肌肉会使喉发生移动并帮助其关闭。当我们发声时，这些肌肉作用于喉以协助声带伸展，同时也有助于声道的成形。

第四个基本系统则是声道。声道形成了一个共振器，增强了声带振动所产生的声音。由于声道的形状并不是固定的——我们可以通过调整诸如口、舌和上腭等不同结构的方式来改变其形状，因此了解其解剖结构对于用嗓者来说至关重要。

最后要讲述的结构则是面部和下颌，其在发声及喉与咽的功能中起着至关重要的作用。

呼吸系统和喉瓣膜、咽喉部的悬吊肌肉组织、声道、唇、面部和舌——所有这些结构共同构成了一个非凡的系统，其灵敏性和控制力达到了令人难以置信的地步。这些结构协同工作，共同创造出了人类的嗓音——这一自然界最伟大的奇迹之一。

# 索　引

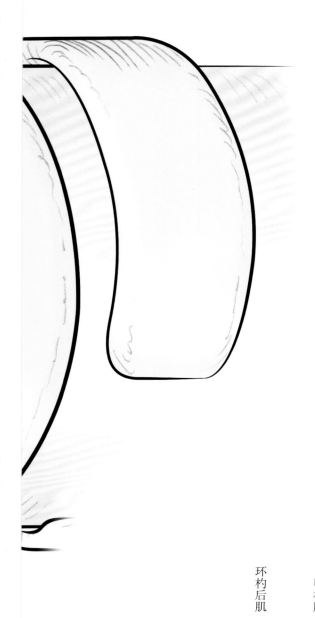

环杓后肌 甲杓肌 环甲肌 杓横肌 环杓侧肌